Princípios básicos para um envelhecimento saudável

Dicas de condicionamento físico para adultos e idosos

POR
VICTORIA ROSE

Conteúdo

Dicas de condicionamento físico para adultos e idosos

Introdução: abraçando o condicionamento físico nos anos posteriores

Palavras-chave: - Fundamentos do envelhecimento, conteúdos higiênicos, estilo de vida saudável, preparo físico, cuidados de qualidade, vida longa.

Índice

Introdução:

Abraçando o condicionamento físico nos anos posteriores

Abraçando o condicionamento físico na velhice no mundo de hoje, onde a busca pela saúde e vitalidade transcende a idade, a ideia de condicionamento físico na velhice ganhou um novo significado. Manter a boa forma física surge não apenas como um objetivo, mas também como um componente essencial do bem-estar geral, à medida que adultos e idosos enfrentam os desafios do envelhecimento. Esta introdução tem como objetivo destacar os efeitos transformadores do condicionamento físico na qualidade de vida na velhice e destacar seu significado.

Um estilo de vida saudável nunca deve ser limitado pela idade. Na verdade, as vantagens do exercício regular tornam-se ainda mais evidentes à medida que envelhecemos. O exercício não apenas melhora a força muscular e a saúde cardiovascular, mas também melhora a flexibilidade, o equilíbrio e a função cognitiva. Estas qualidades são essenciais para manter a independência e diminuir o risco de doenças crónicas, que frequentemente acompanham o envelhecimento.

Além disso, o condicionamento físico envolve mais do que apenas força física; A resiliência mental e emocional também está incluída. Foi demonstrado que o exercício regular reduz o estresse, melhora o humor e promove uma sensação de realização e propósito. Desenvolve uma perspectiva positiva que estimula as pessoas a avançarem em direção ao amadurecimento com certeza e essencialidade.

Queremos fornecer a adultos e idosos conselhos práticos sobre condicionamento físico por meio deste e-book. Os leitores podem embarcar em uma jornada rumo à melhoria do bem-estar e da longevidade, compreendendo os princípios do envelhecimento saudável e incorporando o condicionamento físico na vida diária. Independentemente da idade, adotar a boa forma mais tarde na vida é mais do que apenas uma escolha; é um compromisso com a prosperidade.

Capítulo 1

Compreendendo os benefícios do exercício à medida que envelhecemos

À medida que nos aventuramos pela vida, a importância de acompanhar o trabalho real torna-se progressivamente clara, especialmente à medida que envelhecemos. O exercício é mais do que apenas uma ferramenta para parecer mais jovem ou perder peso; Tem efeito no nosso bem-estar físico, mental e emocional e é a pedra angular do envelhecimento saudável. Esta investigação aprofundada investiga as inúmeras vantagens do exercício para os idosos, concentrando-se no seu papel no aumento da longevidade, independência e qualidade de vida.

Vantagens físicas da atividade física

1. Condição do Coração: Doenças cardiovasculares, como ataques cardíacos e derrames, são significativamente menos prováveis de ocorrer em pessoas que praticam atividades físicas regulares. Melhora a circulação, fortalece o músculo cardíaco e contribui para níveis saudáveis de pressão arterial e colesterol.

2. Força sólida e densidade óssea: O levantamento de peso e outras formas de treinamento de força são essenciais para manter a densidade óssea e a massa muscular à medida que envelhecemos. Isto não só melhora a força física, mas também reduz o risco de osteoporose e fraturas.

3. Adaptabilidade e saúde articular: Os exercícios de alongamento ajudam você a se tornar mais flexível, o que é importante para manter a mobilidade e evitar lesões. Além disso, melhoram a função articular e aliviam a rigidez relacionada ao envelhecimento.

4. Coordenação e equilíbrio: À medida que envelhecemos, os problemas de equilíbrio e coordenação tornam-se mais comuns, aumentando a probabilidade de queda. Exercícios baseados no equilíbrio, como ioga e tai chi, podem ajudá-lo a se tornar mais estável e menos propenso a se machucar em uma queda.

A atividade física tem efeitos emocionais e mentais positivos

1. Função Mental: Foi demonstrado que a prática de atividade física melhora a função cognitiva e reduz o risco de declínio cognitivo com a idade. Ao melhorar as funções executivas, a memória e a neuroplasticidade, melhora a saúde do cérebro.

2. Controle do humor: As endorfinas, também conhecidas como "hormônios do bem-estar", são liberadas durante o exercício, o que pode ajudar a aliviar os sintomas de ansiedade e depressão. Ajuda no gerenciamento eficaz do estresse e promove uma perspectiva positiva.

3. Natureza do sono: A qualidade e a duração do sono melhoram com a atividade física regular, o que é importante para a saúde e o bem-estar geral. Ele direciona os ritmos circadianos e avança ainda mais, com um descanso mais favorável.

Vantagens sociais e psicológicas

1. Interação com outras pessoas: Oportunidades de interação social e conexão com outras pessoas são proporcionadas pela participação em esportes recreativos ou aulas de ginástica em grupo. Isso faz com que as pessoas se sintam mais conectadas umas com as outras e menos solitárias ou isoladas.

2. Sentimento de realização: A autoestima e o sentimento de realização são estimulados quando metas de condicionamento físico, por menores que sejam, são definidas e alcançadas. Melhora a certeza e impulsiona os adultos mais estabelecidos a continuarem buscando um estilo de vida saudável.

Considerações importantes para idosos

1. Precauções de segurança: Os idosos precisam conversar com médicos e outros profissionais da área médica antes de iniciar qualquer programa de exercícios, especialmente se já tiverem algum problema ou preocupação médica. Além disso, à medida que o seu nível de condicionamento físico melhora, eles devem começar com um nível baixo e aumentar gradualmente a intensidade e a duração.

2. Flexibilidade e acessibilidade: Os projetos práticos devem ser adaptados às necessidades e capacidades individuais. Exercícios de baixa influência, hardware versátil e alterações podem tornar o trabalho real mais aberto e encantador para adultos mais experientes com restrições ou incapacidades de portabilidade.

3. Variabilidade e consistência: A consistência é fundamental para receber as recompensas da atividade. Um programa de condicionamento físico completo que aborda vários aspectos da saúde física e mental é garantido pela incorporação de uma variedade de atividades, como exercícios aeróbicos, de força, flexibilidade e equilíbrio.

Análises contextuais e exemplos de superação de adversidades

Através de redes em todo o mundo, os adultos mais experientes abraçaram as vantagens da actividade, partilhando relatos comoventes de versatilidade, diligência e mudança. Estas pessoas demonstraram que a idade não é uma barreira para o sucesso, mas sim uma oportunidade de prosperar através do exercício regular. Os seus encontros destacam o efeito significativo da actividade na melhoria da liberdade, no acompanhamento da imperatividade e na participação numa vida satisfatória até à idade adulta mais estabelecida.

Levando tudo em consideração, as vantagens da atividade física para os adultos mais experientes vão muito além do bem-estar real. É um instrumento potente que melhora a qualidade geral de vida, a independência e a longevidade. Os idosos podem gerir proativamente a sua saúde, melhorar o seu bem-estar e continuar a levar uma vida ativa e gratificante, compreendendo e aceitando os numerosos benefícios do exercício. A atividade física regular torna-se uma componente essencial do envelhecimento saudável à medida que envelhecemos, demonstrando a resiliência e a vitalidade dos nossos últimos anos.

Capítulo 2

Definindo metas realistas de condicionamento físico para saúde a longo prazo

Estabelecer objetivos é uma parte fundamental para progredir em qualquer empreendimento, e o bem-estar não é exceção. Definir metas realistas de condicionamento físico é importante para a saúde a longo prazo porque envolve mais do que apenas atingir um determinado peso ou tamanho muscular; envolve também o desenvolvimento de rotinas duradouras que contribuem para a saúde geral e a longevidade. Esta investigação aprofundada investiga a importância de estabelecer metas de condicionamento físico que sejam alcançáveis, métodos para estabelecer marcos que podem ser alcançados e as vantagens psicológicas e físicas de buscar uma abordagem proativa à saúde e ao condicionamento físico ao longo da vida.

Reconhecendo a importância de definir metas realistas de condicionamento físico Vários fatores exigem o estabelecimento de metas realistas de condicionamento físico:

1. Impulso e Concentração: Objetivos claros fornecem orientação e inspiração, ajudando as pessoas a permanecerem fixas em seu processo de bem-estar. Eles criam um senso de propósito e compromisso para alcançar os resultados desejados.

2. Progresso que pode ser medido: As pessoas podem monitorar objetivamente seu progresso quando estabelecem metas. Metas mensuráveis fornecem indicadores concretos de sucesso, seja monitorando perda de peso, ganhos de força ou aumento da resistência cardiovascular.

3. Sustentabilidade ao longo do tempo: Com o tempo, as metas alcançáveis são sustentáveis. Eles promovem um estilo de vida que apoia a saúde e o bem-estar contínuos, incentivando a consistência nas rotinas de exercícios e nas escolhas alimentares.

4. Capacitação da mente: Alcançar metas de condicionamento físico aumenta a autoeficácia e a confiança. Reforça uma atitude proativa em relação à saúde e inspira confiança na capacidade de fazer mudanças positivas.

Estratégias para criar objetivos de condicionamento físico realistas

1. Examine seu nível atual de condicionamento físico: É essencial avaliar seu nível atual de condicionamento físico antes de definir metas. Força, resistência cardiovascular, flexibilidade e quaisquer considerações ou limitações de saúde fazem parte disso.

2. Objetivos claramente definidos e mensuráveis: Os objetivos devem ser explícitos, quantificáveis, viáveis, aplicáveis e com prazo determinado (Savvy). Por exemplo, em vez de estabelecer um objetivo duvidoso como "ficar mais em forma", um objetivo astuto seria "perder 4,5 quilos nos próximos 3 meses".

3. Divida seus objetivos em marcos: divida grandes metas em etapas menores e mais gerenciáveis. Essa abordagem considera o avanço constante e evita a superação.

4. Leve em consideração as preferências pessoais e o estilo de vida: Os objetivos devem estar alinhados com as inclinações individuais e caber na programação do dia a dia. A escolha de atividades agradáveis melhora a persistência e a adesão.

5. Assistência e responsabilidade: Compartilhe objetivos com uma organização estável – seja ela com amigos, família ou um mentor de bem-estar. O incentivo e a responsabilização podem aumentar significativamente o compromisso e a motivação.

O estabelecimento de metas tem efeitos psicológicos e físicos positivos.

Compromisso e motivação aprimorados:

1. Um incentivo claro para manter hábitos saudáveis é fornecido pelas metas. Eles criam um sistema para a dinâmica cotidiana que se concentra no bem-estar e na prosperidade.

2. Concentração e Disciplina ainda mais desenvolvidas: Compromisso e disciplina são necessários para definir metas, o que resulta em maior foco em atividades relacionadas ao condicionamento físico e consistência de comportamento.

3. Menor risco de doenças de longo prazo: O trabalho real normal e as tendências de estilo de vida sólidas associadas ao cumprimento dos objetivos reduzem o risco de doenças contínuas, como doenças coronárias, diabetes e certas doenças.

4. Efeitos no bem-estar mental: O cumprimento de metas eleva o humor, diminui os níveis de estresse e melhora a saúde mental como um todo.

5. Longevidade e bem-estar: Ao apoiar a saúde cardiovascular, a força muscular, a densidade óssea e a função cognitiva, atingir metas de condicionamento físico apoia a longevidade.

Superando dificuldades e ajustando objetivos a longo prazo

1. Resolvendo Obstáculos: As falhas fazem parte de toda jornada de preparação física. Em vez de considerar os contratempos como decepções, use-os como oportunidades de aprendizagem para mudar objetivos e técnicas.

2. Ajustando os objetivos com a idade: À medida que as pessoas envelhecem, os seus objetivos de bem-estar podem evoluir. É essencial ajustar os objectivos para acomodar as mudanças nas preferências, capacidades e considerações de saúde.

3. Observando Conquistas: Comemore cada passo dos marcos e realizações do caminho. A motivação aumenta e o comportamento positivo é reforçado quando o progresso é reconhecido.

Estudos de caso e exemplos do mundo real Em comunidades de todo o mundo, pessoas de todas as idades reconheceram como o estabelecimento de metas de condicionamento físico alcançáveis pode transformar vidas. Esses indivíduos demonstram a resiliência e a tenacidade que acompanham o estabelecimento de metas, desde histórias de sucesso na perda de peso até a superação de problemas de saúde. Seus encontros apresentam o efeito inovador de adotar uma forma proativa de lidar com o bem-estar e o bem-estar, prestando pouca atenção ao progresso nos anos ou ao início do nível de bem-estar.

Conclusão:

Concluindo, definir metas realistas de condicionamento físico significa cultivar um compromisso vitalício com a saúde e o bem-estar, em vez de apenas alcançar um resultado específico. As pessoas podem aproveitar a motivação, acompanhar o progresso e desenvolver hábitos que apoiam a saúde física e mental a longo prazo, estabelecendo metas claras e alcançáveis. O estabelecimento de metas dá às pessoas o poder de viver suas melhores vidas e fornece um caminho para o sucesso, seja o objetivo aumentar a força, a resistência cardiovascular ou o condicionamento físico geral. Priorizar metas de condicionamento físico torna-se um componente essencial de resiliência, vitalidade e qualidade de vida satisfatória à medida que navegamos pelas complexidades da vida moderna.

Capítulo 3

Saúde cardiovascular:

Exercícios para um coração forte

Saúde do Coração: Exercícios para um Coração Forte A saúde cardiovascular é importante para a sua saúde geral porque o coração é uma grande parte da obtenção de sangue rico em oxigênio por todo o corpo. Manter áreas importantes de força para uma atividade regular melhora o bem-estar cardiovascular e também diminui o risco de doença coronariana, acidente vascular cerebral e outras doenças cardiovasculares. Esta investigação aprofundada investiga a importância do exercício cardiovascular, os exercícios específicos que são bons para o coração e os métodos práticos para incluir esses exercícios em uma rotina de exercícios saudáveis.

Entendendo a Saúde Cardiovascular, o sistema cardiovascular é composto pelo coração e pelos vasos sanguíneos, que colaboram para fornecer nutrientes e oxigênio aos órgãos e tecidos. O exercício aeróbico, também conhecido como exercício cardiovascular, é qualquer atividade que causa um aumento sustentado na frequência cardíaca e na frequência respiratória. Esse tipo de exercício fortalece o músculo cardíaco, melhora a circulação e faz com que o corpo use o oxigênio de maneira mais eficaz.

1. As vantagens do exercício cardiovascular Força cardíaca ainda mais desenvolvida**: O músculo cardíaco é fortalecido através de exercícios cardiovasculares regulares, permitindo-lhe bombear o sangue de forma mais eficaz a cada batimento. A carga de trabalho do coração é reduzida e, como resultado, a frequência cardíaca em repouso diminui.

2. Aumento da circulação A atividade cardiovascular desenvolve ainda mais a corrente sanguínea por todo o corpo, transportando oxigênio e suplementos para tecidos e órgãos ainda mais efetivamente. Além disso, auxilia na eliminação de resíduos celulares.

3. Reduzir a pressão arterial Os exercícios regulares de alto impacto podem ajudar a reduzir a pressão circulatória, que é um grande fator de risco para doenças coronárias e derrames.

4. Colesterol HDL mais alto: O colesterol HDL, frequentemente referido como colesterol "ótimo", ajuda a eliminar o colesterol LDL (colesterol terrível) dos corredores. Os níveis de HDL podem aumentar como resultado do exercício cardiovascular, o que pode melhorar o perfil lipídico e diminuir o risco de doenças cardiovasculares.

5. Gerenciando seu peso: O exercício aeróbico ajuda a queimar calorias e incentiva a perda ou manutenção de peso, o que pode reduzir o risco de doenças cardiovasculares associadas à obesidade.

Exercícios cardiovasculares para a saúde do coração:

Tipos de caminhada:

1.Andadores de todos os níveis de condicionamento físico podem participar deste exercício cardiovascular de baixo impacto. Pode ser realizado ao ar livre em parques ou bairros ou em ambientes fechados em uma esteira.

2. Correr e correr: Correr e correr aumentam significativamente a frequência cardíaca e a resistência cardiovascular. Eles podem ser feitos para funcionar em intensidades diferentes, dependendo de sua forma física.

3. Ciclismo: Andar de bicicleta: seja em uma bicicleta ergométrica ou ao ar livre, é uma atividade incrível que consome oxigênio, fortalece os músculos das pernas e promove o bem-estar cardiovascular.

4. Natação: A natação é um exercício para todo o corpo, suave para as articulações e bom para o coração. Aumenta a flexibilidade, resistência e força.

5. Dança: Dançar é uma maneira divertida e eficaz de acelerar sua frequência cardíaca e entrar em forma. Pode ser qualquer coisa, desde aulas de Zumba até dança de salão.

6. Corda para pular: Coordenação, agilidade e resistência cardiovascular são melhoradas através de pular corda, um exercício cardiovascular de alta intensidade.

7. Remo: Um treino de corpo inteiro que fortalece os músculos e melhora a aptidão cardiovascular é fornecido pelas máquinas de remo. Também melhora a resistência e a força da parte superior do corpo.

Planejando um programa de atividades cardiovasculares

1. Consulta com um profissional médico: É essencial consultar um profissional de saúde ou profissional de fitness antes de iniciar um novo programa de exercícios, especialmente para indivíduos com problemas ou preocupações de saúde pré-existentes.

2. Definir objetivos: estabeleça metas específicas para o condicionamento cardiovascular, como perder peso, reduzir a pressão arterial ou praticar exercícios a uma determinada frequência cardíaca.

3. Aquecimento e resistência: sempre comece com um aquecimento para preparar os músculos e o sistema cardiovascular para o exercício e termine com um desaquecimento para diminuir a frequência cardíaca e evitar tonturas.

4. Sobrecarga moderada: Para desafiar o coração e desenvolver o condicionamento físico ao longo do tempo, aumente gradualmente a intensidade, duração ou frequência do exercício cardiovascular. A ideia de sobrecarga progressiva evita estagnações e incentiva o progresso contínuo.

5. Combinação de modalidades: inclua uma variedade de exercícios cardiovasculares em sua rotina para não ficar entediado, trabalhe diferentes grupos musculares e aproveite ao máximo seu condicionamento físico.

6. Verificando sua frequência cardíaca: Use um monitor de frequência cardíaca ou verifique manualmente seu pulso para ficar de olho em sua frequência cardíaca enquanto você se exercita. Isso garante que a potência do treino esteja dentro da zona de pulso objetiva para melhoria do bem-estar cardiovascular.

Além dos benefícios para a saúde física

1. Felicidade na mente: A atividade cardiovascular libera endorfinas, que são sinapses que promovem sensações de felicidade e diminuem a pressão e o desconforto.

2. Durma bem: A qualidade e a duração do sono podem ser melhoradas através de exercícios aeróbicos regulares, aumentando a sensação de bem-estar e estado de alerta durante o dia.

3. Longevidade: Através do exercício regular, a saúde cardiovascular pode ser mantida, o que ajuda as pessoas a viver mais e melhora a sua qualidade de vida à medida que envelhecem.

Estudos de caso e histórias de sucesso Em comunidades de todo o mundo, rotinas de exercícios dedicadas levaram a melhorias transformadoras na saúde cardiovascular. Estas histórias de sucesso demonstram o impacto significativo do exercício cardiovascular na saúde e no bem-estar a longo prazo, desde a redução da pressão arterial até ao aumento da resistência e da vitalidade geral.

Conclusão

O exercício cardiovascular é essencial para promover a saúde cardiovascular e manter um coração forte. As pessoas podem fortalecer o músculo cardíaco, melhorar a circulação e diminuir o risco de doenças cardíacas e outras condições cardiovasculares, incorporando atividades físicas regulares, como caminhada, corrida, natação e ciclismo. As vantagens incluem bem-estar mental, sono de qualidade e aumento da longevidade, além da saúde física. Nós nos capacitamos para viver uma vida mais saudável e satisfatória até a terceira idade, dando alta prioridade ao exercício cardiovascular em nossa vida diária. Não é apenas uma escolha adotar uma abordagem proativa à saúde do coração através de exercícios regulares; antes, é um compromisso de nutrir o coração que nos fornece o sustento da vida.

Capítulo 4

Treinamento de força para massa muscular e densidade óssea

A preparação de força, também chamada de preparação de oposição ou levantamento de peso, é uma parte indispensável do bem-estar que vai além da construção de massa muscular. Em particular, à medida que envelhecemos, desempenha um papel crucial na manutenção e melhoria da força muscular, da densidade óssea e da função física geral. Esta investigação aprofundada investiga as vantagens do treinamento de força, como ele afeta a massa muscular e a densidade óssea, formas práticas de incorporar o treinamento de força em uma rotina de condicionamento físico e considerações de segurança e eficácia.

Compreendendo o treinamento de força Os exercícios que usam resistência para estimular as contrações musculares são conhecidos como treinamento de força. Esses exercícios aumentam o tamanho, a resistência e a força do músculo esquelético. Pode muito bem ser realizado utilizando diferentes tipos de hardware, incluindo cargas livres (pesos livres, pesos de mão), grupos de oposição, aparelhos de musculação ou até mesmo práticas de peso corporal, como flexões e agachamentos.

O treinamento de força traz as seguintes vantagens para a massa muscular:

Força muscular expandida

1A preparação habitual da força melhora a força muscular, fazendo com que os fios musculares se ajustem e se desenvolvam ainda mais a longo prazo. Essa melhora na força contribui para uma melhor execução nos exercícios do dia a dia e diminui o risco de lesões.

2. Hipertrofia dos músculos: A hipertrofia muscular, ou a expansão do tamanho muscular como resultado da expansão das fibras musculares, é auxiliada pelo treinamento de força. Isso melhora a aparência real e também desenvolve a capacidade muscular e a proficiência metabólica.

3. Maior durabilidade muscular: O treinamento de força aumenta a resistência muscular, possibilitando que os músculos se envolvam em atividades prolongadas sem ficarem cansados. Isto é benéfico para atividades que exigem esforço prolongado ou movimentos repetitivos.

4. Benefícios para o corpo: O treinamento de força aumenta a taxa metabólica de repouso, o que significa que o corpo queima mais calorias em repouso.

Metas de controle de peso e composição corporal**podem se beneficiar com isso.**

1. As vantagens do treinamento de força para a adaptação óssea à densidade óssea: Da mesma forma que os músculos; o treinamento de resistência torna os ossos mais fortes e densos. Os exercícios de resistência e levantamento de peso ajudam a manter ou aumentar a densidade óssea, estimulando a formação e remodelação óssea.

2. Menor risco de osteoporose: O treinamento de força é especialmente valioso para diminuir o risco de osteoporose, uma condição retratada pela baixa massa óssea e aumento da indefesa às fraturas. Melhora a resistência óssea e mantém a densidade mineral óssea.

3.Saúde das Articulações: Lesões nas articulações e osteoartrite são menos prováveis de ocorrer se os músculos forem fortes, porque proporcionam melhor suporte e estabilidade às articulações. Isto é particularmente significativo para adultos mais experientes ou pessoas com situações comuns.

Tipos de exercícios para treinamento de força

1. Exercícios de Composição: As atividades compostas incluem diferentes reuniões musculares e cooperação das articulações. Agachamentos, levantamento terra, supino e flexões são exemplos. Esses exercícios são eficazes para aumentar a massa muscular e a força geral.

2. Treinamento de isolamento: As práticas de desconexão visam músculos explícitos ou contrações musculares. Extensões de pernas, elevações de panturrilha, rosca bíceps e extensões de tríceps são exemplos. Concentrar-se em grupos musculares específicos ou corrigir desequilíbrios musculares pode ser conseguido com esses exercícios.

3. Exercícios com peso corporal:O próprio peso corporal do indivíduo atua como resistência nos exercícios de peso corporal. Pranchas, quedas, flexões e estocadas são exemplos. Essas atividades são vantajosas e podem ser realizadas em qualquer lugar sem equipamento.

4.Faixas de resistência: As faixas de resistência podem ser usadas para uma variedade de exercícios de força, como flexões de pernas, prensas torácicas e remadas, porque fornecem resistência externa.

Eles são adaptáveis e podem ser usados em casa ou na estrada para exercícios.

1. Planejando um programa de treinamento de força Objetivos e intenções: Estabeleça objetivos específicos para o treinamento de força, como aumentar a massa muscular, aumentar a densidade óssea ou melhorar a função física geral.

2.Frequência: Sua meta de treinamento de força deve ser pelo menos duas a três vezes por semana, com um dia de folga entre eles para recuperação e adaptação muscular.

3.Sobrecarga moderada: Aumente gradualmente o peso, as repetições ou as séries de exercícios para manter os músculos desafiados e estimular o crescimento.

4.Técnica e forma adequadas: Utilize estrutura e procedimento corretos durante as atividades para expandir a adequação e diminuir o risco de lesões. Comece aprendendo os métodos corretos trabalhando com um personal trainer certificado.

5.Aquecimento e resistência: comece continuamente com uma preparação para planejar músculos e articulações para o exercício e termine com um desaquecimento para promover a recuperação muscular e a adaptabilidade.

6.Sustentação e Hidratação: A recuperação e o desenvolvimento muscular são apoiados por nutrição e hidratação adequadas. Mantenha uma dieta balanceada e rica em proteínas para auxiliar na síntese e reparação muscular.

Considerações de segurança e eficiência

1. Consulta com um profissional médico: Antes de iniciar um programa de treinamento de força, as pessoas que já apresentam problemas ou preocupações de saúde devem conversar com um médico.

2. Comece devagar: Comece com cargas ou obstruções mais leves e aumente lentamente à medida que a força e a certeza chegam ao próximo nível. Overtraining e lesões são menos prováveis como resultado disso.

3. Preste atenção ao seu corpo: Durante o exercício, preste atenção aos sinais de fadiga, dor ou desconforto. Se necessário, modifique os exercícios ou procure orientação de um profissional de fitness.

4. Recuperação e descanso: Dê aos seus músculos tempo para se recuperarem e se repararem entre as sessões de treinamento de força, dando-lhes tempo suficiente de folga. O overtraining pode atrapalhar o progresso e causar lesões.

Análises contextuais e exemplos de superação de adversidades

Através de redes em todo o mundo, as pessoas encontraram melhorias extraordinárias na força muscular, na espessura óssea e, em geral, na capacidade real através do treinamento de força previsível. Estas histórias de sucesso enfatizam o papel que o treino de força desempenha na promoção da saúde e do bem-estar ao longo da vida e nas muitas vantagens que oferece a pessoas de todas as idades e níveis de condição física.

Conclusão

Concluindo, o treinamento de força é necessário para melhorar a função física geral, aumentar a densidade óssea e construir e manter a massa muscular. Os indivíduos podem obter benefícios significativos para a saúde, incluindo aumento da força, melhoria do metabolismo, diminuição do risco de osteoporose e melhoria da estabilidade articular, incorporando uma variedade de exercícios de força numa rotina de fitness equilibrada. O treinamento de força é um componente essencial do envelhecimento saudável e da longevidade porque os benefícios vão além da saúde física, abrangendo o bem-estar mental e a qualidade de vida. Nós nos damos a capacidade de viver vidas mais longas, saudáveis e vibrantes se fizermos do treinamento de força uma prioridade em nossas vidas diárias. Construir resiliência, vitalidade e uma base para a saúde ao longo da vida fazem parte de abraçar o poder do treinamento de força.

capítulo 5

Flexibilidade e Equilíbrio

Componentes-chave do condicionamento físico sênior

A adaptabilidade e o equilíbrio são partes fundamentais do bem-estar dos idosos, assumindo um papel significativo no acompanhamento da portabilidade, na prevenção de quedas e na melhoria da satisfação pessoal em geral. Para apoiar a independência e diminuir a probabilidade de lesões, torna-se cada vez mais importante que as pessoas mantenham ou melhorem a sua flexibilidade e equilíbrio à medida que envelhecem. Esta investigação abrangente investiga as vantagens dos exercícios de flexibilidade e equilíbrio para idosos, métodos práticos para melhorar esses componentes de condicionamento físico e considerações de segurança e eficácia.

Descobrindo Adaptabilidade e Equilíbrio

Flexibilidadealude à capacidade das articulações e dos músculos de percorrer toda a sua amplitude de movimento. Os idosos podem facilmente dobrar-se, alcançar e virar-se durante as suas atividades diárias se tiverem boa flexibilidade. Também previne a firmeza e diminui o risco de lesões musculares externas.

Equilíbrioincorpora a capacidade de manter harmonia e confiabilidade enquanto está fixo ou em movimento. Atividades como caminhar, ficar em pé e subir escadas exigem um bom equilíbrio. Previne quedas, que podem ter sérias consequências para os adultos mais experientes, incluindo fissuras e perda de liberdade.

1. Benefícios dos exercícios de equilíbrio e flexibilidade para idosos Âmbito de movimento mais desenvolvido**: Os idosos podem mover-se com maior facilidade e conforto graças aos exercícios de flexibilidade, que os ajudam a manter ou melhorar a flexibilidade das articulações.

2. Diminuição do risco de lesões: Durante as atividades ou exercícios diários, os músculos e articulações flexíveis têm menos probabilidade de sofrer distensões, entorses e outras lesões.

3.Aprimoramento da estabilidade e equilíbrio: Fortalecer os músculos envolvidos na manutenção da postura e estabilidade por meio de exercícios de equilíbrio reduz a probabilidade de queda e aumenta a confiança no movimento.

4. Alinhamento da Postura: Uma melhor postura é possível graças à melhoria da flexibilidade e do equilíbrio, que por sua vez ajudam a aliviar a tensão nas articulações e na coluna e a melhorar a saúde geral da coluna.

5. Saúde das Articulações: As práticas de adaptabilidade aumentam a lubrificação das articulações e diminuem a firmeza, o que pode aliviar os efeitos colaterais da dor nas articulações e outras circunstâncias articulares.

Exemplos de Exercícios de flexibilidade para idosos**Alongamento contínuo:**

1Os alongamentos estáticos envolvem manter uma posição por 15 a 30 segundos enquanto alonga gradualmente os músculos até o ponto de um leve desconforto. Alongamentos para panturrilha, ombro e isquiotibiais são apenas alguns exemplos.

2. **Alongamento Flexível:**As articulações são movidas em toda a sua amplitude de movimento de maneira controlada durante alongamentos dinâmicos. Os modelos incorporam círculos de braços, movimentos de pernas e giros intermediários.

3. **Pilates e ioga:**Ioga e Pilates incorporam posturas e exercícios que aumentam a força, o equilíbrio e a flexibilidade do núcleo. Além disso, essas práticas auxiliam na redução do estresse e no relaxamento.

4. Tai Chi: Tai Chi é uma forma suave de arte marcial que enfatiza mudanças de peso corporal e movimentos lentos e fluidos. Promove relaxamento e concentração mental, ao mesmo tempo que melhora o equilíbrio, a coordenação e a flexibilidade.

A seguir estão algunsexemplos de exercícios de equilíbrio sênior:

1. **Atividades Permanentes: O equilíbrio e a força muscular nas pernas são melhorados por meio de elevações laterais das pernas, apoio em uma perna só e caminhada do calcanhar aos pés (caminhada tandem).

2. ** Exercícios na cadeira **: Estabilidade e apoio são fornecidos por marchas sentadas, elevações de joelhos e batidas de dedos dos pés para idosos, para ajudá-los a melhorar o equilíbrio sentado.

3. **Exercícios com Balance Board ou Stability Ball:**O equilíbrio e a estabilidade do núcleo são testados ao usar uma prancha de equilíbrio ou bola de estabilidade, que estimula a ativação e coordenação muscular.

4. **Treinamento Funcional: O equilíbrio pode ser melhorado em situações do mundo real incorporando o equilíbrio nas atividades cotidianas, como andar na ponta dos pés para alcançar objetos ou levantar-se da posição sentada.

Planejando um programa de exercícios de adaptabilidade e equilíbrio

1. **Avaliação**:Avaliar a adaptabilidade atual e as capacidades de equilíbrio para decidir áreas de concentração e avaliar o progresso a longo prazo.

2. ** Frequência **:Para manter ou aumentar a amplitude de movimento, tente realizar exercícios de flexibilidade pelo menos duas a três vezes por semana. As atividades de equilíbrio devem ser realizadas 2 a 3 dias por semana ou mais, dependendo das necessidades individuais.

3. ** Progressão **:Aumente constantemente o problema ou o prazo das atividades para desafiar as capacidades de adaptabilidade e equilíbrio. Use adereços ou hardware para misturar tudo e movimento.

4.**Considerações sobre bem-estar**:Durante os exercícios de equilíbrio, se necessário, utilize uma bancada ou cadeira como apoio estável. Se você está preocupado com a segurança dos exercícios, consulte um profissional de saúde e evite exercícios que causem dor ou desconforto.

5. ** Aquecimento e Resistência **: sempre comece com um aquecimento leve para aumentar o fluxo sanguíneo para os músculos e articulações e termine

com um desaquecimento para alongar os músculos e ajudá-lo a relaxar.

Além dos benefícios para a saúde física

1. Felicidade na mente**: Exercícios de equilíbrio e flexibilidade, especialmente aqueles que incorporam práticas de atenção plena, como ioga ou Tai Chi, auxiliam na clareza mental, redução do estresse e relaxamento.

2. **Autoconfiança adquirida**:O aumento da flexibilidade e do equilíbrio diminui o medo de cair e aumenta a autoconfiança nas atividades diárias.

3. **Participação Social**:As oportunidades para os idosos interagirem socialmente e receberem apoio são proporcionadas por programas comunitários ou aulas em grupo que enfatizam a flexibilidade e o equilíbrio.

Estudos de caso e histórias de sucesso Os idosos adotaram exercícios de flexibilidade e equilíbrio para manter a mobilidade, prevenir quedas e melhorar o bem-estar geral em comunidades de todo o mundo. Estas histórias de sucesso mostram como a incorporação do treino de flexibilidade e equilíbrio numa rotina regular de exercício físico pode ter um efeito transformador, que vai desde a melhoria da postura e da saúde das articulações até ao aumento da confiança e independência.

Conclusão Concluindo, o condicionamento físico dos idosos depende muito da flexibilidade e do equilíbrio para aumentar a mobilidade, diminuir o risco de queda e melhorar a qualidade de vida geral. Ao consolidar atividades como extensão, ioga, judô e preparação de equilíbrio em uma rotina de atividades padrão, os idosos podem acompanhar ou desenvolver ainda mais adaptabilidade, segurança e confiança no desenvolvimento. As vantagens incluem saúde mental, engajamento social, senso de independência e vitalidade, além de saúde física. Capacitamos a nós mesmos e aos outros para envelhecermos de forma ativa, graciosa e resiliente, dando prioridade aos exercícios de flexibilidade e equilíbrio em nossas vidas diárias. O cultivo de um estilo de vida que promova a saúde e o bem-estar para o resto da vida é tão importante como permanecer activo quando se trata de abraçar estes aspectos essenciais da boa forma física sénior.

Capítulo 6

Incorporando atividades de baixo impacto em sua rotina

Pessoas de todas as idades e níveis de condicionamento físico podem se beneficiar da incorporação de atividades de baixo impacto em suas rotinas, pois proporcionam um método suave, mas eficaz, para permanecerem ativas, manterem a saúde física e melhorarem o bem-estar geral. As atividades de baixo impacto são uma forma versátil e duradoura de entrar em forma, quer você esteja se recuperando de uma lesão, gerenciando problemas nas articulações ou apenas procurando uma maneira de se exercitar sem colocar muito estresse no corpo. Esta investigação aprofundada investiga as vantagens das atividades de baixo impacto, exemplos práticos de exercícios que você pode incorporar à sua rotina e métodos para maximizar sua eficácia e, ao mesmo tempo, minimizar a probabilidade de lesões.

Compreendendo as atividades de baixo impacto Os exercícios que ainda proporcionam benefícios cardiovasculares, musculares e de saúde geral, ao mesmo tempo que colocam o mínimo de estresse nos ossos e articulações, são conhecidos como atividades de baixo impacto. Os exercícios de baixo impacto, por outro lado, têm menos probabilidade de causar tensão ou lesões do que os de alto impacto, como correr ou pular, que exigem muita força e impacto no corpo. Pessoas que têm dores nas articulações, artrite, osteoporose ou estão se recuperando de uma cirurgia irão gostar especialmente dessas atividades.

Benefícios para a saúde conjunta de atividades de baixo impacto:

Atividades de baixo impacto reduzem o estresse nas articulações, tornando-as ideais para pessoas com artrite ou problemas articulares. Eles auxiliam na redução da rigidez e na melhoria da mobilidade articular.

Fitness no coração: Alguns exercícios de baixa influência, como caminhar, nadar e andar de bicicleta, proporcionam vantagens cardiovasculares sem colocar peso desnecessário no coração ou nas articulações. Eles melhoram a resistência e a saúde do coração.

Tom e Força Muscular: Usar faixas de resistência ou pesos leves, por exemplo, pode ajudar a aumentar a força e o tônus muscular sem colocar muita pressão nas articulações.

Coordenação e equilíbrio:O equilíbrio, a coordenação e a flexibilidade são melhorados através da ioga e do Tai Chi, que reduzem a probabilidade de queda.

Controlando seu peso: Exercícios de baixo impacto ajudam a queimar calorias e a controlar o peso, melhorando a saúde geral e diminuindo o risco de doenças relacionadas à obesidade.

Caminhar é um tipo de atividade de baixo impacto: Caminhar é uma atividade de baixo impacto, fácil de fazer e acessível em quase qualquer lugar. Reforça as pernas, atua no bem-estar cardiovascular e melhora o temperamento.

Exercício aquático e natação:A natação e os exercícios aquáticos de alto impacto são ótimas práticas de baixa influência que proporcionam um exercício de corpo inteiro e, ao mesmo tempo, diminuem o peso nas articulações. O corpo é apoiado e a resistência natural é fornecida pela água.

Ciclismo:O ciclismo é uma atividade de baixo impacto que melhora o condicionamento cardiovascular, a força das pernas e a resistência, seja ao ar livre ou em uma bicicleta ergométrica.

Treinamento em um elíptico:A utilização de uma máquina circular proporciona um exercício cardiovascular de baixa influência que emula o movimento de caminhar ou correr sem afetar as articulações.

Ioga: Yoga combina alongamentos suaves, posturas e exercícios respiratórios com técnicas de relaxamento para aumentar a flexibilidade, o equilíbrio e o bem-estar. Ele pode ser modificado para atender a várias preferências e níveis de condicionamento físico.

Chi Kung:A arte marcial suave do Tai Chi envolve mudanças de peso corporal e movimentos lentos e fluidos. Promove relaxamento e melhora o equilíbrio e a coordenação.

Pilates: Pilates gira em torno da força central, adaptabilidade e atenção plena ao corpo por meio de desenvolvimentos controlados e exemplos de respiração. Pode muito bem ser executado em um tapete ou utilizando hardware específico.

Estratégias para incluir atividades de baixo impacto em sua programação Defina objetivos alcançáveis: Identifique seus objetivos de condicionamento físico, incluindo controle de peso, maior flexibilidade ou melhoria da saúde cardiovascular. Defina conquistas alcançáveis para acompanhar o progresso.

Comece devagar: Comece com sessões mais limitadas de exercícios de baixa influência e aumente lentamente a duração e a força à medida que os níveis de bem-estar avançam. O esforço excessivo e o risco de lesões são reduzidos como resultado disso.

Métodos alternativos: Para manter seus treinos interessantes e atingir vários grupos musculares, inclua uma variedade de atividades de baixo impacto em sua rotina. Para evitar a estagnação e o tédio, mude as coisas.

Planeje reuniões regulares: Procure participar de aeróbica de intensidade moderada por pelo menos 150 minutos por semana, distribuídos ao longo da semana. Na maioria dos dias, isso pode significar fazer 30 minutos de exercício.

Incorpore treinamento de força: Para aumentar a força muscular e o condicionamento físico geral, realize exercícios de resistência juntamente com atividades de baixo impacto. Concentre-se em práticas que visam reuniões musculares significativas.

Tome nota do seu corpo: Observe como seu corpo se sente antes e depois do exercício. Se você passar por sofrimento ou angústia, mude de comportamento ou converse com um profissional de saúde.

Formulário adequado: Considerações sobre segurança e eficiência Utilize o método e a estrutura corretos durante as atividades para ampliar a viabilidade e limitar o risco de lesões. Se você quiser aprender as técnicas corretas, pense em trabalhar com um instrutor ou treinador de fitness certificado.

Roupa e Equipamento: Use calçados e roupas adequados para exercícios explícitos. Use calçados firmes para caminhadas ou exercícios de alto impacto e considere usar tapetes ou almofadas para ioga ou Pilates.

Hidratação: Mantenha-se hidratado antes e depois do exercício. Faça uma dieta bem balanceada para ajudar na recuperação muscular e nos níveis de energia.

Recuperação e descanso: Para evitar o overtraining e ajudar na recuperação muscular, as sessões de exercícios devem ser separadas por descanso suficiente. Inclua dias de descanso na sua programação semanal.

Benefícios para a saúde mental e também para a saúde física: Os exercícios de baixa influência diminuem a pressão, desenvolvem ainda mais o temperamento e promovem o relaxamento através da chegada de endorfinas. Eles fornecem oportunidades para clareza mental e atenção plena.

Conexão social:A interacção social e o sentido de comunidade são cultivados através da participação em aulas de grupo ou actividades comunitárias, sendo que ambas contribuem para o bem-estar geral.

Expectativa de vida e satisfação pessoal:O envolvimento regular em atividades de baixo impacto melhora a qualidade de vida geral, a independência e o envelhecimento saudável.

Estudos de caso e histórias de sucesso Pessoas de todas as idades e origens adotaram atividades de baixo impacto como uma forma agradável e de longo prazo de se manterem em forma e saudáveis. Estas atividades, como grupos de caminhada e aulas de hidroginástica, deram às pessoas o poder de atingir os seus objetivos de fitness, ao mesmo tempo que colocam a saúde e o bem-estar das articulações em primeiro lugar.

conclusão

Incorporar atividades de baixo impacto em sua rotina é uma boa maneira de manter sua saúde física, melhorar sua mobilidade e se sentir melhor em geral. Esteja você se recuperando de um problema físico, supervisionando circunstâncias conjuntas ou essencialmente inclinado a atividades mais suaves, os exercícios de baixa influência oferecem várias vantagens sem comprometer a viabilidade. Os indivíduos podem colher as recompensas sociais, mentais e físicas de permanecerem ativos, escolhendo atividades como ciclismo, natação, ioga ou caminhada. Nós nos capacitamos para envelhecer ativamente, manter a independência e desfrutar de uma maior qualidade de vida, dando prioridade às atividades diárias de baixo impacto. Participar dessas atividades não envolve apenas fazer exercícios; trata-se também de cuidar do nosso corpo, melhorar a nossa saúde e fazer com que nos sintamos com mais energia por muitos anos.

Capítulo 7

O papel da nutrição no envelhecimento saudável

A alimentação assume um papel crucial no amadurecimento sólido, impactando o bem-estar real, a capacidade mental e a satisfação pessoal em geral à medida que as pessoas progridem nas várias fases da vida. As necessidades nutricionais mudam à medida que envelhecemos, necessitando de mudanças nas nossas rotinas alimentares para apoiar a saúde e o bem-estar ideais. Esta investigação aprofundada investiga o papel que a nutrição desempenha no envelhecimento saudável, os nutrientes e considerações dietéticas mais importantes para os idosos, os métodos para garantir que uma dieta seja bem equilibrada e o efeito que a nutrição desempenha na longevidade e na vitalidade.

Compreendendo a Nutrição para um Envelhecimento Saudável Nutrição é o consumo de alimentos e nutrientes ao longo da vida que são necessários para o crescimento, desenvolvimento e manutenção da saúde. Alterações no metabolismo, diminuição do gasto energético, alterações no apetite e um risco aumentado de doenças crónicas podem alterar as necessidades nutricionais de uma pessoa à medida que envelhece. Para que os idosos possam apoiar a sua saúde física, a saúde do sistema imunitário, a função cognitiva e o bem-estar geral, é essencial uma dieta rica numa variedade de nutrientes.

Suplementos Chave para Amadurecimento Sólido

Proteína: A manutenção da massa, força e função muscular em idosos requer uma ingestão suficiente de proteínas. A proteína é abundante em nozes, laticínios, carnes magras, aves, peixes, feijões, legumes e laticínios.

Vitamina D e cálcio: A vitamina D e o cálcio são essenciais para a saúde óssea e para reduzir o risco de fraturas e osteoporose. Esses nutrientes podem ser encontrados em laticínios, cereais fortificados, folhas verdes e luz solar.

Ácidos Graxos Ômega-3: Os ácidos graxos ômega-3, encontrados em sementes de linhaça, sementes de chia, nozes, peixes gordurosos como salmão e cavala, apoiam a saúde do coração, melhoram a função cognitiva e reduzem a inflamação.

Fibra: A fibra ajuda a prevenir a constipação, melhora a saúde intestinal e auxilia na digestão. Alimentos ricos em fibras incluem frutas, vegetais, nozes, sementes e grãos integrais.

Antioxidantes: Vitaminas C e E, beta-caroteno, selênio e outros antioxidantes ajudam a proteger as células do estresse oxidativo e dos danos dos radicais livres. Eles podem ser encontrados em nozes, sementes, frutas e vegetais.

Vitamina b12: A produção de glóbulos vermelhos, a função do sistema nervoso e o metabolismo energético são todos influenciados pelas vitaminas B B6, B12 e folato (B9). Folhas verdes, cereais fortificados, carne, peixe e laticínios os contêm.

Opções dietéticas para hidratação de idosos:A desidratação é mais provável em pessoas mais velhas porque elas podem não sentir tanta sede quanto as pessoas mais jovens. É essencial beber bastante líquido, como chás de ervas e água, para se manter hidratado.

Necessidades Energéticas: Mudanças relacionadas à idade nos níveis hormonais e perda muscular geralmente causam uma diminuição na taxa metabólica. Os idosos podem necessitar de menos calorias, mas devem escolher alimentos ricos em nutrientes para atender às suas necessidades nutricionais.

Tamanhos das porções: Para evitar comer demais e manter um peso saudável, os idosos devem prestar atenção ao tamanho das porções. O gerenciamento do tamanho das porções pode ser facilitado usando pratos e tigelas menores.

Densidade de nutrientes: Escolha alimentos ricos em nutrientes e que forneçam vitaminas, minerais e outros nutrientes benéficos essenciais, sem muitas calorias ou gorduras, açúcares ou sódio prejudiciais à saúde.

Organização do Jantar:É mais fácil incorporar uma variedade de alimentos de vários grupos alimentares e garantir uma alimentação saudável planejando refeições e lanches com antecedência.

Métodos para manter uma dieta diversificada e equilibrada: Para garantir uma ampla gama de nutrientes, inclua frutas, vegetais, grãos integrais, proteínas magras e gorduras saudáveis de todos os grupos alimentares.

Placas de cor: Estabeleça como meta comer refeições coloridas que incluam uma grande variedade de frutas e vegetais, todos contendo uma variedade de vitaminas, minerais e antioxidantes.

Moderação: Evite alimentos com alto teor calórico, alto teor de açúcar e alto teor de sódio com moderação. Em vez de fritar, escolha métodos de cozimento mais saudáveis, como assar, grelhar, cozinhar no vapor ou refogar.

Lanches e Refeições do Dia: Para manter os níveis de energia e evitar comer demais nas refeições principais, faça refeições e lanches regulares ao longo do dia.

Leia o rótulo: Para tomar decisões bem informadas sobre o tamanho das porções, ingredientes e conteúdo de nutrientes, preste atenção aos rótulos dos alimentos.

Efeito da nutrição na longevidade, vitalidade e função cognitiva: Uma nutrição equilibrada melhora a função cognitiva e reduz o risco de doenças neurodegenerativas como Alzheimer e declínio cognitivo.

Bem-estar do coração: Uma dieta rica em frutas, vegetais, grãos integrais, proteínas magras e pobre em colesterol, gordura saturada e gordura trans apoia a saúde cardiovascular e reduz o risco de doenças cardíacas.

Sistema imunológico: Zinco, selênio, vitaminas A, C e E, bem como outros nutrientes como selênio e vitaminas A e C, ajudam os idosos a resistir a doenças e infecções.

Bem-estar ósseo: Obter cálcio, vitamina D, magnésio e fósforo suficientes ajuda a manter os ossos saudáveis e reduz o risco de fraturas e osteoporose.

Saúde da mente: Nos idosos, comer bem melhora a saúde mental, a estabilidade do humor e a qualidade de vida geral.

Estudos de caso e histórias de sucesso: Pessoas cujas dietas diárias colocam a nutrição em primeiro lugar têm melhores resultados de saúde, mais energia e uma melhor qualidade de vida à medida que envelhecem. Estas histórias de sucesso destacam o impacto transformador da nutrição no bem-estar geral, desde a gestão de doenças crónicas até à manutenção da independência e da vitalidade.

Em suma, o sustento assume um papel vital no amadurecimento saudável, apoiando o bem-estar real, a capacidade mental e, em geral, a satisfação pessoal. Os adultos mais velhos podem reduzir o risco de doenças crónicas, manter a sua independência e manter a massa muscular, a densidade óssea, a saúde cardíaca e a função cognitiva através de uma dieta bem equilibrada e rica em nutrientes essenciais. Damos a nós mesmos a capacidade de envelhecer de forma ativa, graciosa e resiliente, tornando a nutrição uma prioridade em nossas vidas diárias. Não se trata apenas de comer para seguir uma dieta rica em nutrientes; trata-se também de nutrir o nosso corpo, apoiar a nossa saúde e aumentar a nossa vitalidade durante muitos anos.

Capítulo 8

Bem-estar mental

Exercício para saúde cognitiva

Saúde mental: exercícios para o bem-estar mental e a saúde cognitiva Os exercícios não são bons apenas para o corpo, mas também ajudam você a se manter mental e fisicamente saudável em qualquer idade. A atividade física regular traz muitos benefícios para o cérebro, incluindo melhorar o humor, a memória e a concentração, diminuir o risco de declínio cognitivo e melhorar o humor. Esta investigação completa investiga a associação entre prática e bem-estar mental, os instrumentos por trás desses benefícios, tipos de atividades que ajudam a capacidade mental e técnicas úteis para incorporar exercícios nas programações diárias para melhorar a prosperidade mental.

Atividade de agarramento e bem-estar mental

O bem-estar mental alude à capacidade de pensar, aprender, recordar e decidir. Inclui uma variedade de processos mentais que ajudam o cérebro a funcionar e a se sentir bem em geral. Ao apoiar o crescimento e a sobrevivência das células cerebrais (neurônios) e das conexões (sinapses), promover a neuroplasticidade, reduzir a inflamação, melhorar a circulação e promover a saúde cognitiva, o exercício demonstrou ser benéfico.

Vantagens da atividade para o bem-estar mental

1.**Memória e aprendizado mais desenvolvidos**: A capacidade do cérebro de aprender e reter informações é aprimorada por exercícios regulares, principalmente exercícios aeróbicos. Estimula o hipocampo, região do cérebro necessária para a formação da memória.

2.** Aumento da capacidade cognitiva**: A prática mantém as capacidades mentais, por exemplo, consideração, pensamento, pensamento crítico e navegação. Aumenta a flexibilidade cognitiva, permitindo que os indivíduos respondam melhor às mudanças nas circunstâncias.

3.**Menor probabilidade de declínio cognitivo**: A atividade física reduz o risco de doenças neurodegenerativas como Alzheimer e demência, bem como declínio cognitivo relacionado à idade. À medida que as pessoas envelhecem, ajuda a manter a estrutura e a função do cérebro intactas.

4.**Controle do humor**:Endorfinas e outros neurotransmissores são liberados durante o exercício, o que reduz os sintomas de ansiedade, depressão e estresse, promovendo sentimentos de felicidade e relaxamento.

5.**Aprimoramento da Neuroplasticidade**: A capacidade do cérebro de reorganizar e criar novas conexões neurais em resposta ao aprendizado, à experiência e às lesões, conhecida como neuroplasticidade, é aprimorada pelo exercício. A adaptabilidade cognitiva e a resiliência são reforçadas por isso.

Exercícios para saúde cognitiva

1.Tipos de atividade aeróbica**: Caminhar, correr, andar de bicicleta, nadar, dançar e outras atividades aeróbicas aumentam o fluxo de oxigênio para o cérebro e a frequência cardíaca, melhorando assim a saúde cerebral e a função cognitiva.

2.** Treinamento para força **: exercícios de oposição, incluindo levantamento de peso, exercícios de banda de obstrução e exercícios de peso corporal, desenvolvem ainda mais a força muscular e apoiam em geral o bem-estar real, o que, por implicação, beneficia a capacidade mental.

3.**Exercícios para equilíbrio e coordenação**: Equilíbrio, coordenação e propriocepção (consciência corporal) são melhorados através de ioga, Tai Chi e Pilates, que também reduzem o risco de queda.

4. ** **Exercícios Mente-Corpo****: Apoiar a saúde cognitiva, práticas de atenção plena, meditação e técnicas de relaxamento reduzem o estresse, melhoram o foco e melhoram a regulação emocional.

Os mecanismos subjacentes aos benefícios cognitivos da neurogênese do exercício**: O processo de criação de novos neurônios (neurogênese) no hipocampo e em outras áreas do cérebro envolvidas na aprendizagem e na memória é auxiliado pelo exercício.

Fatores Neurotróficos: A produção de fatores neurotróficos como o fator neurotrófico derivado do cérebro (BDNF), que auxilia na sobrevivência, crescimento e conectividade dos neurônios, é estimulada pela atividade física.

Níveis mais baixos de inflamação**: Incluindo o cérebro, o exercício reduz a inflamação em todo o corpo, o que pode ser um fator no declínio cognitivo e em doenças neurodegenerativas.

Aumento do Fluxo Sanguíneo**: Ao levar oxigênio e nutrientes ao cérebro e apoiar o funcionamento geral do cérebro, a atividade física melhora a circulação sanguínea e a saúde vascular.

Melhor humor e redução do estresse**: Endorfinas, serotonina e dopamina – neurotransmissores que melhoram o humor e aliviam o estresse e a ansiedade – são liberados quando as pessoas se exercitam.

1. Métodos práticos para incluir exercícios em sua vida diária Estabeleça metas alcançáveis**: Com base em suas preferências, saúde e nível de condicionamento físico atual, estabeleça metas de exercícios que sejam viáveis. Comece com pequenos avanços e aumente gradualmente a amplitude e a potência.

2. ** Encontre atividades que você goste: Para tornar a atividade física regular um hábito, escolha atividades e exercícios que você goste. Misture e combine vários tipos de atividades para manter os exercícios fascinantes.

3. **Planeje sessões de atividades comuns**: Reserve um tempo dedicado à prática na maioria dos dias da semana. A chave para colher os benefícios cognitivos e de saúde da atividade física é a consistência.

4. ** Combine exercícios com rotinas diárias **: Suba as escadas em vez do elevador, caminhe ou ande de bicicleta para o trabalho ou faça tarefas domésticas que exijam movimento para incorporar a atividade física à sua rotina diária.

5. **Exercício físico como meio de socialização**: Participe de equipes esportivas, grupos de caminhada ou aulas de ginástica em grupo para combinar atividade física com interação social, o que aumenta a motivação e o prazer.

6. ** Observe o progresso **: Para permanecer responsável e motivado, acompanhe suas atividades físicas, progresso e realizações. Grave seus treinos e estabeleça novas metas com a ajuda de aplicativos ou diários de fitness.

Considerações de segurança e eficiência

1. ** Consulte um profissional médico **: Antes de iniciar outro programa de atividades, especialmente se você tiver problemas ou preocupações médicas ocultas, converse com um fornecedor de serviços médicos ou especialista em bem-estar.

2. **Aquecimento e Resistência**: Sempre use movimentos suaves para aquecer os músculos e articulações antes do exercício. O alongamento

posterior ajudará a aumentar a flexibilidade e diminuir a dor muscular.

3. ** Permaneça hidratado e nutrido **: Mantenha-se hidratado bebendo água antes, durante e após o exercício. Faça uma dieta bem balanceada com carboidratos, proteínas e gorduras saudáveis para ajudá-lo a se sentir mais enérgico e a recuperar os músculos.

4. ** Preste atenção ao seu corpo **: observe como seu corpo se sente antes e depois do exercício. Mude ou interrompa a atividade se sentir dor, tontura ou desconforto e, se precisar de ajuda, converse com um profissional.

Estudos de caso e histórias de sucesso O exercício regular melhorou a função cognitiva, o humor e o bem-estar geral daqueles que o incorporam em suas rotinas. Estas histórias de sucesso destacam os efeitos transformadores do exercício na saúde cognitiva e na qualidade de vida, desde a manutenção da agudeza mental até à redução do stress e ao aumento da confiança.

Conclusão Concluindo, o exercício é uma ferramenta potente para melhorar o humor, apoiar o bem-estar geral e promover a saúde cognitiva ao longo da vida. As pessoas podem reduzir o risco de declínio cognitivo e doenças neurodegenerativas, ao mesmo tempo que melhoram a memória, a concentração e a função cognitiva através da atividade física regular. Damos a nós mesmos a capacidade de envelhecer ativamente, manter nossas mentes afiadas e ter uma melhor qualidade de vida, dando maior prioridade ao exercício em nossa vida diária. Ficar ativo não significa apenas ficar em forma; também nos ajuda a desenvolver o nosso cérebro, a melhorar as nossas capacidades cognitivas e a fazer-nos sentir melhor agora e no futuro.

Capítulo 9

Superando barreiras comuns ao exercício em adultos mais velhos

Conquistando limites normais para praticar em adultos mais estabelecidos

A prática é fundamental para manter o bem-estar real, a capacidade mental e a prosperidade geral à medida que as pessoas envelhecem. No entanto, os idosos enfrentam frequentemente obstáculos e desafios únicos que podem impedi-los de praticar actividade física regularmente. Para encorajar um estilo de vida mais activo e saudável nos anos posteriores, é essencial abordar estes obstáculos, incluindo preocupações com segurança e desconforto, falta de motivação e limitações percebidas. Esta investigação aprofundada investiga os impedimentos mais comuns ao exercício enfrentados pelos idosos, os métodos práticos para superar esses impedimentos e a importância das estratégias individualizadas para promover a atividade física regular.

Compreendendo os obstáculos ao exercício regular para idosos Os idosos podem enfrentar uma variedade de obstáculos que limitam sua disposição ou capacidade de praticar exercícios regularmente:

1. **Limitações no corpo**: O exercício pode ser difícil ou desconfortável para pessoas com problemas crônicos de saúde, como artrite, osteoporose, doenças cardiovasculares ou problemas de mobilidade.

2. **Aversão a lesões**: Os idosos podem ser desencorajados de participar de atividades físicas devido a preocupações com quedas, lesões nas articulações ou problemas de saúde agravados.

3.**Falta de compreensão**: A compreensão restrita de ensaios de atividades seguras, estratégias apropriadas ou recursos acessíveis pode perturbar adultos mais estabelecidos desde o início ou manutenção de uma rotina de atividades.

4.** Isolamento de outras pessoas**: Uma pessoa pode ficar menos motivada para participar de aulas de ginástica em grupo ou praticar atividades físicas se sentir sentimentos de solidão ou falta de apoio social.

5. **Fatores externos: As oportunidades para atividade física podem ser limitadas por questões de acessibilidade, como falta de transporte, falta de instalações para exercícios ou condições inseguras da vizinhança.

6.**Obstáculos psicológicos: A motivação e a vontade de praticar exercícios podem ser afetadas por problemas de saúde mental, como depressão, ansiedade ou baixa autoestima.

Maneiras de contornar obstáculos ao exercício

1** Consulte um profissional médico**: Consulte um profissional de saúde para avaliar sua saúde física, discutir quaisquer limitações ou preocupações e obter aconselhamento personalizado antes de iniciar um programa de exercícios.

2. ** Comece devagar e vá aumentando lentamente **: comece com exercícios de baixa intensidade e aumente gradualmente sua duração, frequência e intensidade à medida que seus níveis de condicionamento físico aumentam. Essa estratégia aumenta a confiança e reduz o risco de lesões.

3. ** Escolha atividades que você goste: Para tornar a atividade física mais prazerosa e duradoura, escolha exercícios compatíveis com seus interesses e preferências. Caminhada, natação, dança, jardinagem e aulas de ginástica em grupo são opções.

4. **Alterar os exercícios**: Realize os exercícios de forma que leve em consideração quaisquer problemas ou limitações de saúde que você possa ter. Por exemplo, use assentos para ajudar durante a preparação de força ou escolha exercícios de baixa influência para diminuir a pressão nas articulações.

5. **Estabeleça metas alcançáveis**: Com base em suas próprias habilidades e objetivos, estabeleça metas de condicionamento físico viáveis. Para se manter motivado e manter o ímpeto, comemore conquistas e marcos.

6. ** Utilize a socialização **: para conexões sociais, motivação e responsabilidade, participe de grupos de ginástica, clubes de caminhada ou aulas de ginástica em grupo. A interação social aumenta o prazer e a adesão aos exercícios.

7. ** Faça uso da tecnologia **: aproveite aulas virtuais de exercícios, aplicativos de condicionamento físico e vídeos de exercícios disponíveis online para idosos. Esses recursos oferecem adaptabilidade, acomodação e orientação para praticar em casa ou em ambientes locais.

Lidando com preocupações sobre segurança

1. **Aquecimento e Resistência**: Para preparar seus músculos e articulações para a atividade, comece cada sessão de exercícios com um aquecimento suave. O alongamento posterior ajudará a aumentar a flexibilidade e diminuir a dor muscular.

2. ** Faça uso de ferramentas adequadas **: Vista-se confortavelmente e com calçado adequado para atividades físicas. Para aumentar a segurança e a eficiência, use equipamentos de apoio, como bastões de caminhada ou faixas de resistência.

3. **Hidrate-se regularmente**: Mantenha-se hidratado bebendo água antes, durante e após o exercício. É importante ficar de olho na quantidade de líquido que você bebe porque os idosos podem sentir menos sede.

4. **Intensidade da tela**: Concentre-se nos níveis de esforço e altere o poder da prática caso a caso. Utilize o "teste de fala" para verificar a força – estar pronto para falar serenamente durante a ação mostra poder moderado.

5. **Considere estabilidade e equilíbrio**: Se você quiser diminuir o risco de queda, escolha exercícios que melhorem seu equilíbrio e coordenação. Inclua treinamento de equilíbrio em sua rotina semanal, como ioga ou Tai Chi.

1. Superar obstáculos psicológicos reduz o estresse: As endorfinas são liberadas e o relaxamento é estimulado durante o exercício, o que reduz o estresse e a ansiedade. Para melhorar a saúde mental, incorpore práticas de atenção plena ou meditação antes ou depois da atividade física.

2. Aumente a confiança **: concentre-se em realizações pessoais e progresso para desenvolver o destemor. Apoie o diálogo interno positivo e reconheça as vantagens da atividade normal para o bem-estar físico e psicológico.

3. Procure Apoio Social**: Incentivo, motivação e camaradagem podem ser criados através da participação em rotinas de exercícios com amigos, familiares ou grupos de apoio. Comemore sucessos e compartilhe experiências.

4. ** Cuide da sua saúde mental: Se problemas de saúde mental, como depressão ou ansiedade, dificultarem a motivação para praticar exercícios ou praticá-los, você deve procurar ajuda de um conselheiro ou grupo de apoio.

Estabelecendo um Clima Aberto

1. ** Investigue os recursos da comunidade**: Procure instalações recreativas, centros para idosos ou centros comunitários em sua área que ofereçam programas para idosos. Trilhas para caminhada, equipamentos de ginástica e aulas de ginástica específicas para idosos estão disponíveis em muitas comunidades.

2. **Adapte seu espaço**: Crie uma área dedicada para exercícios com obstáculos mínimos, iluminação adequada e uma temperatura confortável para incentivar a atividade física em sua casa.

3. ** Utilize serviços de transporte **: Acesse administrações de transporte ou projetos seniores de transporte para conquistar fronteiras relacionadas à portabilidade ou transporte para escritórios práticos.

Comemorando histórias de sucesso e fornecendo inspiração

1. Destaque Conquistas Individuais**: Para inspirar outras pessoas e demonstrar os benefícios da atividade física, compartilhe histórias de sucesso de idosos que superaram obstáculos e adotaram exercícios regulares.

2. **Monitore o progresso**: para acompanhar suas rotinas de exercícios, progresso e realizações, use aplicativos de condicionamento físico ou mantenha um diário de condicionamento físico. Pense em como sua força, flexibilidade, humor e bem-estar geral melhoraram.

3. ** Observe marcos**: Marcos, como completar um desafio de condicionamento físico, atingir um objetivo de condicionamento físico ou aderir consistentemente a uma rotina de exercícios, devem ser comemorados. Elogie as realizações para permanecer persuadido e comprometido.

Concluindo, promover a atividade física e melhorar a saúde e o bem-estar geral dos idosos exige a superação de obstáculos comuns ao exercício. Os indivíduos podem desenvolver estratégias individuais para incorporar exercícios regulares nas rotinas diárias, abordando limitações físicas, preocupações de segurança, falta de motivação e fatores ambientais. Um programa de exercícios bem-sucedido e duradouro é possível através do envolvimento em atividades agradáveis, do estabelecimento de objetivos alcançáveis, da busca de apoio social e do uso dos recursos disponíveis. A atividade física é importante para os idosos porque os ajuda a manter a sua independência, melhorar a sua qualidade de vida e colher os muitos benefícios de permanecerem ativos ao longo da vida. O objetivo de adotar uma abordagem proativa para superar obstáculos ao exercício não é apenas melhorar a aptidão física, mas também melhorar a saúde mental, as conexões sociais e a vitalidade, a fim de manter a saúde e a felicidade.

Capítulo 10

Encontrando o programa de condicionamento físico certo para suas necessidades

Escolher o regime de treino certo é fundamental para atingir os objetivos de bem-estar individual, manter a inspiração e garantir a adesão a longo prazo ao trabalho ativo. Encontrar um programa adaptado às suas necessidades e preferências é essencial, seja você um iniciante em busca de iniciar uma rotina de exercícios, uma pessoa em recuperação de uma lesão ou um idoso em busca de melhorar a força e a mobilidade. Este guia completo discute os vários aspectos a serem considerados ao selecionar um programa de condicionamento físico, os vários tipos de programas disponíveis, como determinar se um programa é ou não adequado para você e sugestões práticas para começar e permanecer comprometido.

Reconhecendo seus objetivos e necessidades de condicionamento físico Antes de iniciar um programa de condicionamento físico, é essencial definir seus objetivos e avaliar seu nível de condicionamento físico atual:

1. ** **Objetivos de Saúde:**Determine seus objetivos de exercício, incluindo perda de peso, ganho muscular, melhoria da saúde cardiovascular, aumento da flexibilidade, redução do estresse ou bem-estar geral.

2. **Nível de condicionamento físico**: leve em consideração resistência, força, flexibilidade e equilíbrio em sua avaliação de condicionamento físico. Esta avaliação auxilia no desenvolvimento de um programa que o desafie adequadamente, sem causar prejuízo ou desânimo.

3. **Considerações em Medicina**: Leve em consideração quaisquer lesões, limitações físicas ou condições de saúde existentes. Se quiser ter certeza de que os exercícios escolhidos são seguros e adequados, converse com um médico ou profissional de fitness.

1. **Tipos de programas de exercícios para Exercício Cardiovascular**:
- **Programas de caminhada/corrida**: Razoável para amadores com níveis de bem-estar de ponta, concentrando-se no trabalho na perseverança cardiovascular.
- **Programas de ciclismo**: Andar de bicicleta, seja em ambientes fechados ou ao ar livre, pode ajudar a aumentar a força da parte inferior do corpo e o condicionamento cardiovascular.
- Aulas de Aeróbica: Aeróbica de dança, Zumba ou step aeróbico, que combinam diversão, música e cardio em academias ou centros comunitários, são exemplos.

2. **Programas de Treinamento de Força**:
- Levantamento de pesos: utiliza pesos livres ou máquinas para treinamento de resistência para aumentar a força e o tônus muscular.
- Exercícios de peso corporal: integra práticas como agachamentos, impulsos, flexões e pranchas, exigindo hardware insignificante e razoável para todos os níveis de bem-estar.

- Bandas de Resistência: utiliza bandas de resistência variada para treinamento de resistência, tornando-as ideais para treinos em casa e melhorando o tônus muscular.

3. **Programas de Equilíbrio e Flexibilidade**:
- **Yoga**: por meio de posturas e respiração controlada, melhora a flexibilidade, o equilíbrio e o relaxamento.
- Pilates: utiliza reformadores ou colchonetes e movimentos precisos para melhorar a postura, flexibilidade e força central.
- **Tai Chi**: promove equilíbrio, coordenação e redução do estresse combinando movimentos suaves com respiração profunda.

4. **Programas com Especialização**:
- **Programas para Fitness Sênior**: Personalizados para adultos mais estabelecidos para desenvolver ainda mais versatilidade, força e equilíbrio enquanto pensam no bem-estar e segurança das articulações.
- **Programas de Recuperação**: voltados para pessoas em recuperação de cirurgias ou lesões, com ênfase na reabilitação gradual e na movimentação funcional.

Avaliando a razoabilidade do sistema

1. **Preferências Individualmente**: Escolha atividades que você gosta de fazer e que deseja fazer com frequência. O prazer aumenta a motivação e a probabilidade de adesão.

2. **Nível de condicionamento físico**: Escolha um programa que o desafie adequadamente, mantendo seu nível de condicionamento físico atual. Os programas

devem ser escalonáveis para acomodar o avanço do condicionamento físico.

3. **Dedicação de tempo**: Pense em quanto tempo leva cada treino e com que frequência você o faz. Escolha um programa que se adapte ao seu horário e estilo de vida para garantir consistência.

4. ** Acessibilidade**: Avalie a facilidade de acesso a instruções, equipamentos e instalações. Para um envolvimento de longo prazo, escolha programas que sejam convenientes e simples de acessar.

5. **Conforto e segurança**: Considere quaisquer limitações físicas ou problemas de saúde para garantir que os exercícios e atividades sejam seguros e confortáveis. Altere os exercícios conforme necessário para evitar lesões.

Dicas essenciais para começar Obtenha aconselhamento de um profissional

1. Obtenha orientação de um preparador físico, fisioterapeuta ou outro profissional de saúde para desenvolver um plano de exercícios personalizado, adaptado aos seus objetivos e saúde atual.

2. ** Comece devagar **: comece com exercícios de baixa força e aumente progressivamente a duração, a potência e a complexidade à medida que o bem-estar avança. Este método aumenta a resistência e reduz o risco de lesões.

3. **Aquecimento e Resistência**: Sempre aqueça com movimentos dinâmicos antes do exercício para

preparar os músculos e articulações. O alongamento estático é uma boa maneira de se acalmar após um treino para aumentar a flexibilidade e aliviar dores musculares.

4. ** Permaneça hidratado e nutrido **: Mantenha-se hidratado bebendo água antes, durante e após o exercício. Consuma uma dieta nutritiva e balanceada para ajudar na recuperação muscular, na saúde geral e nos níveis de energia.

5. **Monitore o progresso**: use aplicativos ou um diário de condicionamento físico para acompanhar seus treinos, progresso e realizações. Para se manter motivado, comemore marcos e ganhos de força, resistência ou flexibilidade.

Mantendo um compromisso com seu programa de condicionamento físico
Estabeleça metas alcançáveis

1. Defina metas específicas, mensuráveis e com prazo determinado de curto e longo prazo que sejam viáveis. Altere os objetivos conforme necessário com base no progresso e nas preferências.

2. ** Estabeleça responsabilidade: Para motivação e responsabilidade, compartilhe suas metas de condicionamento físico com amigos, familiares ou um parceiro de treino. Considere participar de aulas de bem-estar ou redes online para obter ajuda.

3. **Variar**: Ao variar seus treinos e tentar novas atividades ou exercícios, você pode evitar o tédio e os

platôs. Use uma variedade de exercícios para manter seus treinos interessantes e atingir vários grupos musculares.

4. ** Preste atenção ao seu corpo **: observe como seu corpo se sente antes e depois do exercício. Descanse e se recupere caso a caso para evitar o overtraining e diminuir o risco de lesões.

5. **Mudar e adaptar**: Seu programa de condicionamento físico deve ser adaptável e flexível. Para manter a consistência e o prazer, ajuste exercícios, rotinas ou horários conforme as circunstâncias da vida mudam.

Comemorando histórias de sucesso e fornecendo inspiração

1. A influência dos outros**: Inspire-se em histórias de sucesso de pessoas que perseveraram e trabalharam duro para atingir seus objetivos de condicionamento físico ou superar obstáculos.

2. **Considere suas realizações**: Pense nas realizações e conquistas individuais, seja terminar um desafio de bem-estar, chegar a um objetivo de redução de peso ou trabalhar no bem-estar e na prosperidade geral.

3. ** Mantenha-se otimista**: concentre-se nas vantagens do exercício regular para a saúde física, o bem-estar mental e a qualidade de vida, mantendo uma atitude positiva. Tenha prazer na jornada para melhorar a saúde e comemore o progresso.

Conclusão Concluindo, determinar seus objetivos, avaliar seu nível de condicionamento físico e selecionar atividades que correspondam aos seus interesses e preferências são etapas necessárias para selecionar o programa de condicionamento físico ideal. Há uma variedade de opções e abordagens que podem ser adaptadas às necessidades e habilidades de cada indivíduo, quer você queira melhorar sua saúde cardiovascular, aumentar a força, melhorar a flexibilidade ou controlar o estresse. Você pode desenvolver uma rotina de exercícios duradoura que melhore sua saúde e bem-estar geral, começando devagar, permanecendo consistente e modificando seu programa conforme necessário. Não se trata apenas de ficar em forma fisicamente; trata-se também de cuidar do seu corpo, ajudá-lo a atingir seus objetivos de saúde e se divertir no caminho para um estilo de vida mais saudável e ativo por muitos anos.

Capítulo 11

Ficar seguro e livre de lesões durante o exercício

Prevenção de lesões durante o treino Embora o exercício físico seja essencial para a boa forma física, a saúde geral e o bem-estar, é essencial priorizar a segurança para evitar lesões e maximizar os benefícios para a saúde a longo prazo. Esteja você iniciando outra programação diária de exercícios, investigando vários tipos de tarefas proativas ou planejando manter o bem-estar no longo prazo, é vital compreender os principais padrões de previsão de lesões e regras de segurança. Este guia abrangente examina maneiras de praticar exercícios com segurança e sem lesões, as causas mais comuns de lesões causadas pelo exercício, formas de prevenir lesões e como criar uma rotina de exercícios segura e eficaz.

EntendimentoLesões relacionadas ao exercícioExistem várias causas potenciais de lesões relacionadas ao exercício, incluindo

1. ** Uso excessivo **: Lesões por uso excessivo, como tendinite, fraturas por estresse e distensões musculares, podem resultar da realização dos mesmos movimentos ou exercícios repetidamente, sem permitir tempo suficiente para descanso ou recuperação.

2. ** Método inadequado: Músculos, articulações e ligamentos podem ficar tensos quando os exercícios são

realizados incorretamente, aumentando o risco de lesões agudas e dores crônicas.

3. **Aquecimento inadequado**: É possível reduzir o fluxo sanguíneo muscular pulando os exercícios de aquecimento antes de iniciar a atividade física, tornando os músculos mais vulneráveis a distensões e rupturas.

4. **Treinamento insuficiente**: Iniciar ou expandir a potência do exercício excessivamente rápido, sem moldagem adequada, pode distender os músculos ou causar pressão cardiovascular.

5. **Problemas com equipamentos**: Lesões podem resultar do uso de equipamentos desatualizados ou inadequados, como aparelhos de ginástica com configurações erradas ou calçados que não oferecem suporte suficiente.

Estratégias para se manter seguro e evitar lesões**Consulte um profissional médico**

1. Antes de iniciar outro programa de atividades, especialmente se você tiver problemas ou preocupações médicas anteriores, converse com um fornecedor de serviços médicos para avaliar a preparação para o trabalho real.

2. ** Comece devagar e vá aumentando lentamente **: Comece com exercícios de baixa intensidade e aumente gradualmente sua duração, frequência e intensidade ao longo do tempo. O sistema cardiovascular, os músculos e as articulações podem se adaptar a esse método, diminuindo a probabilidade de lesões.

3. **Aquecimento e Resistência**: Para aumentar o fluxo sanguíneo e preparar os músculos para a atividade, sempre aqueça antes do exercício com movimentos dinâmicos como caminhada, corrida leve ou balanços de braço. O alongamento estático é uma boa maneira de se acalmar após um treino para aumentar a flexibilidade e aliviar dores musculares.

4. ** Utilize o método correto **: Aprenda técnicas de exercícios adequadas com instrutores qualificados ou profissionais de fitness. Concentre-se em torno de uma estrutura apropriada para ampliar a adequação e limitar a carga nos músculos e articulações.

5. ** Preste atenção ao seu corpo **: observe como seu corpo se sente antes e depois do exercício. Pare a atividade e descanse se sentir dor, desconforto ou fadiga incomum. Superar a dor pode causar mais danos.

6. ** Mantenha-se hidratado e nutrido **: Mantenha-se hidratado bebendo água antes, durante e após o exercício. Consuma uma dieta nutritiva e balanceada para ajudar na recuperação muscular, na saúde geral e nos níveis de energia.

7. ** Certifique-se de que seus treinos sejam variados: inclua uma variedade de atividades e exercícios para atingir vários grupos musculares e evitar lesões por uso excessivo.

Combine práticas de alto impacto, preparação de força, adaptabilidade e equilíbrio em sua programação diária.

1. ** Lesões comuns relacionadas ao exercício e dicas para prevenção de distensões e entorses musculares **:
- "Profilaxia": Realize a técnica adequada, aumente gradativamente a intensidade antes do exercício e faça aquecimento. Mova-se lenta ou abruptamente, pois isso pode distender os músculos.

2. ** Feridas nas articulações (por exemplo, joelho ou ombro) **:
- "Profilaxia": Fortaleça os músculos ao redor das articulações, utilize calçados e acessórios adequados e tente não sobrecarregar as articulações com peso ou efeito desnecessário.

3. ** Tendinite **:
- "Profilaxia": Inclua exercícios de alongamento e flexibilidade, reduza o número de repetições que tensionam os tendões e aumente gradativamente a intensidade dos treinos.

4. **Fraturas por Estresse**:
- "Profilaxia": Manter calçados adequados e superfícies de apoio, consumir nutrientes suficientes para a saúde óssea e aumentar gradativamente a intensidade e a duração do exercício.

5. ** ** Dor nas costas:
- "Profilaxia": Mantenha uma postura correta durante os exercícios, reforce os músculos centrais, evite curvas exageradas ou desenvolvimentos de curvatura e utilize procedimentos de levantamento apropriados.

Criando uma rotina de exercícios segura e eficaz

1. **Estabeleça metas alcançáveis**: Com base em seu nível atual de condicionamento físico, saúde e preferências, estabeleça metas de condicionamento físico viáveis. Concentre-se no progresso constante a longo prazo.

2. **Escolha exercícios razoáveis**: Selecione atividades que se alinhem com seus objetivos de bem-estar, interesses e capacidades reais. Considere uma metodologia decente que incorpore preparação de alto impacto, força, adaptabilidade e equilíbrio.

3. ** Crie um cronograma equilibrado: cada sessão de treino deve incluir aquecimento, exercícios aeróbicos, treinamento de força, exercícios de flexibilidade e relaxamento. exercícios que atingem um equilíbrio entre diferentes objetivos de condicionamento físico e grupos musculares.

4. **Intensidade da tela**: Para avaliar a intensidade do exercício, use a escala de esforço percebido ou o monitoramento da frequência cardíaca. Procure o ouro para atividades vigorosas e mudanças tendo em vista os níveis e objetivos individuais de bem-estar.

5. **Garanta a recuperação**: Entre treinos intensos, programe dias de descanso para dar aos músculos tempo para se recuperarem e se repararem. Descanso e recuperação satisfatórios são fundamentais para prevenir overtraining e lesões.

6. **Mantenha a consistência**: Crie uma rotina de exercícios que atenda à sua programação e outros compromissos. Para atingir metas de condicionamento

físico e manter os benefícios da saúde geral, a consistência é essencial.

Abordando a segurança em vários ambientes de exercícios

1. **Centro de fitness ou academia**:
- Aprenda a usar o equipamento e as precauções de segurança.
- Obtenha conselhos de profissionais de fitness sobre como usar o equipamento e a técnica corretos.
- Considerar o espaço individual e o decoro nas regiões de prática compartilhada.

2. **Atividade ao ar livre**:
- Escolha percursos para caminhada, corrida ou ciclismo que sejam seguros e bem iluminados.
- Use calçados e roupas adequadas ao clima.
- Mantenha-se atento aos elementos ambientais e aos perigos esperados, como paisagens irregulares ou trânsito.

3. **Exercite-se em casa**:
- Certifique-se de que haja espaço suficiente para exercícios para evitar tropeçar ou cair.
- Certifique-se de que o equipamento seja robusto e em boas condições de funcionamento.

Para orientação e inspiração, pense em fazer aulas online ou treinos virtuais ministrados por professores experientes.

1. ** Buscando suporte e orientação profissional de personal trainers **: Crie um plano de exercícios personalizado que atenda às suas necessidades e

objetivos trabalhando com personal trainers, instrutores de fitness ou fisioterapeutas certificados.

2. **Provedores de cuidados de saúde**: Para obter aconselhamento sobre segurança no exercício, prevenção de lesões e gestão de condições de saúde existentes, consulte profissionais de saúde, como médicos, fisioterapeutas ou especialistas em medicina desportiva.

Conclusão

Concluindo, aproveitar os benefícios do exercício para a saúde e, ao mesmo tempo, minimizar os riscos, exige que se dê alta prioridade à segurança e à prevenção de lesões. Os indivíduos podem manter a boa forma física, melhorar a saúde geral e manter hábitos de exercício a longo prazo, adquirindo uma compreensão das causas mais comuns de lesões causadas pelo exercício, colocando em ação medidas preventivas e desenvolvendo uma rotina de exercícios que seja segura e eficaz. A implementação de medidas de segurança garante que o seu exercício continuará a ser agradável, produtivo e benéfico para a sua saúde e bem-estar, independentemente de estar a iniciar uma nova rotina de exercícios ou a melhorar o seu programa de fitness atual. Não se trata apenas de ficar em forma fisicamente; trata-se também de cuidar do corpo, evitar lesões e aproveitar ao máximo permanecer ativo pelo resto da vida.

Capítulo 12

Técnicas de motivação para manter a consistência

A consistência é a base de uma rotina de atividades eficaz, mas manter a inspiração no longo prazo pode ser um desafio. Esteja você planejando definir outro cronograma de bem-estar, superar os níveis de prática ou apoiar a força em seus exercícios, é urgente descobrir métodos de inspiração viáveis. Este guia abrangente examina princípios psicológicos que apoiam hábitos de condicionamento físico de longo prazo, dicas práticas para superar obstáculos comuns e estratégias testadas e comprovadas para permanecer motivado e consistente com os exercícios.

Compreendendo a motivação no exercício A motivação é a força motriz por trás do comportamento e tem impacto na nossa disposição de iniciar e manter a atividade física. A motivação pode ser dividida em fatores intrínsecos (internos) e extrínsecos (externos) quando se trata de condicionamento físico:

1. **Motivação interna**: surge do prazer, contentamento ou realização pessoal que o exercício proporciona. O aumento de energia de um treino, uma sensação de realização ou o aproveitamento dos benefícios físicos e mentais do exercício são exemplos.

2. **Incentivos externos**: envolvem ganhar recompensas, receber reconhecimento ou atender às

expectativas sociais como incentivos externos para incentivar a participação em exercícios.

Quando se trata de manter a consistência com os exercícios, ambos os tipos de motivação desempenham um papel. Os factores intrínsecos, por outro lado, tendem a ser mais duradouros para a adesão a longo prazo, apesar de as recompensas externas poderem proporcionar motivação inicial.

Técnicas para motivação eficaz

1. Estabeleça objetivos SMART**: Para fornecer clareza e direção, estabeleça metas específicas, mensuráveis, atingíveis, relevantes e com prazo determinado. Para monitorar o progresso e manter a motivação, divida objetivos maiores em marcos mais gerenciáveis.

2. ** Encontre seu objetivo: Encontre motivações pessoais para se exercitar que se alinhem com seus objetivos e valores. Conectar-se com suas motivações intrínsecas melhora o comprometimento e a persistência, seja para atingir uma meta de condicionamento físico, aumentar a energia, controlar o estresse ou melhorar a saúde.

3. ** Estabeleça uma rotina: Crie um plano de exercícios bem organizado que combine com sua programação e estilo de vida. É mais fácil priorizar o condicionamento físico como parte de sua rotina quando você é consistente.

4. ** Varie seus exercícios **: Evite fadiga e nível integrando variedade em sua rotina de atividades.

Experimente vários exercícios, atividades ou aulas para manter os exercícios fascinantes e desafiadores.

5. **Monitore o progresso**: acompanhe seus marcos, melhorias e realizações para se manter motivado e comemorar seus sucessos. Para acompanhar visualmente o progresso, use aplicativos de condicionamento físico, mantenha um diário de exercícios ou meça métricas de condicionamento físico.

6. **Imaginando o Sucesso**: Visualize-se alcançando seus objetivos de condicionamento físico empregando técnicas de visualização. A motivação, a autoconfiança e o comprometimento com seu programa de exercícios são aumentados pela visualização do sucesso.

7. **Estabeleça incentivos e recompensas**: Estabeleça incentivos ou recompensas para atingir metas de condicionamento físico e permanecer consistente. Pequenas guloseimas, novos equipamentos de treino ou outras recompensas não alimentares que reforçam o bom comportamento são exemplos de recompensas.

8. ** Localize parceiros de responsabilidade **: compartilhe suas metas de condicionamento físico com amigos, familiares ou um parceiro de treino que possa ajudá-lo a permanecer no caminho certo e responsabilizá-lo. A responsabilidade aumenta o comprometimento e a motivação com os exercícios.

9. ** Participe de uma área ou grupo local **: conecte-se com outras pessoas que compartilham seus interesses ingressando em uma equipe esportiva, aula de ginástica ou comunidade online. Motivação, camaradagem e prazer nos exercícios são auxiliados pelo apoio social.

10. **Praticando o autocuidado**: Durante dificuldades ou contratempos, seja gentil consigo mesmo. Esteja ciente de que os fracassos são oportunidades de aprendizagem e desenvolvimento e que o progresso é uma jornada. Concentre-se na resiliência e na perseverança, em vez da autocrítica.

Superando obstáculos comuns de consistência

1. **Limitações de horário**: Em sua agenda, marque as sessões de exercícios como compromissos. Faça da atividade física uma prioridade, reservando um tempo todos os dias para exercícios, mesmo que seja apenas por alguns minutos.

2. **Ausência de motivação**: Separe as tarefas em avanços mais modestos e concentre-se no início. A motivação geralmente surge quando você começa a se exercitar. Lembre-se das vantagens e motivações por trás do motivo pelo qual você começou.

3. **Pouca energia ou fadiga**: Nos dias em que você se sentir cansado, escolha exercícios adequados ao seu nível de energia, como atividades de baixa intensidade. Para recuperar a energia, incorpore técnicas de atenção plena ou relaxamento.

4. **O clima ou o ambiente**: Escolha entre uma variedade de opções de exercícios internos ou adquira roupas e equipamentos apropriados para atividades ao ar livre. Mude de acordo com as circunstâncias para permanecer consistente.

5. **Lesão ou desconforto físico**: Ajuste os exercícios para acomodar lesões ou desconforto. Concentre-se em exercícios de baixa influência ou converse com um fornecedor de serviços médicos para mudanças na prática que ajudem na recuperação e restauração.

6. ** Tédio ou monogamia **: Mude seus treinos, experimente novas aulas ou exercícios e procure lugares diferentes para se exercitar para mantê-los divertidos e interessantes.

Colocando Princípios Psicológicos em Prática

1. Correção de comportamento **: Utilize métodos de reforço positivo, como recompensar-se ao concluir os treinos ou atingir marcos. O apoio fortalece a conduta desejada e aumenta a inspiração.

2. ** **Técnicas cognitivas e comportamentais: Combate dúvidas e pensamentos negativos relacionados ao exercício. Substitua convicções auto-restritivas por certificações positivas e destaque as vantagens e os progressos que você fez.

3. ** Teoria do estabelecimento de metas **: Aplique padrões de definição de objetivos, separando objetivos maiores em atribuições mais modestas e razoáveis. A motivação aumenta e o impulso é criado quando um progresso incremental é feito.

4. **Teoria da Autoconfiança**: Ao promover autonomia, competência e relacionamento em suas escolhas de exercícios, você pode incentivar a motivação intrínseca. Participe de exercícios que se alinhem com interesses e valores individuais.

Conselhos práticos para o sucesso a longo prazo

1. Crie uma atmosfera de apoio**: Esteja rodeado de pessoas que estão presentes para apoiar e inspirar você

em sua jornada de preparação física. Estabeleça um clima positivo que incentive a responsabilidade e o entusiasmo pelo treino.

2. **Considere e ajuste**: Avalie regularmente sua rotina de exercícios, objetivos e motivações. Para manter sua abordagem relevante e eficaz, adapte-a em resposta ao feedback, às preferências e às mudanças nas circunstâncias.

3. Observe os marcos**: Mesmo as menores realizações devem ser reconhecidas e celebradas. Reconheça seu progresso, supere obstáculos e aproveite a jornada para melhorar a saúde e a forma física.

Resumindo, manter a consistência na prática requer descobrir suas inspirações, aplicar procedimentos bem-sucedidos e vencer obstruções normais. Os indivíduos podem manter um compromisso de longo prazo com a atividade física definindo metas claras, cultivando motivações intrínsecas, criando rotinas estruturadas e utilizando sistemas de apoio. Consolidar a variedade, acompanhar o progresso e praticar a auto-simpatia aumentam a alegria e a flexibilidade nas tentativas de bem-estar. Eventualmente, permanecer impulsionado está vinculado a abraçar uma mentalidade positiva, elogiar triunfos e abraçar a excursão em direção a um bem-estar e prosperidade mais desenvolvidos através de propensões de atividade confiáveis. Com comprometimento, determinação e uma maneira proativa de lidar com a inspiração, as pessoas podem alcançar objetivos duradouros de bem-estar e aproveitar as diversas vantagens de um estilo de vida funcional.

Capítulo 13

Dicas de condicionamento físico para gerenciar condições crônicas

Dicas de condicionamento físico para o gerenciamento de condições crônicas É essencial gerenciar as condições crônicas por meio de exercícios regulares e atividades físicas com o objetivo de melhorar a qualidade de vida, reduzir os sintomas e melhorar os resultados de saúde. Não importa se você tem diabetes, doença cardíaca, artrite reumatóide ou qualquer outro problema crônico de saúde; incorporar estratégias de condicionamento físico seguras e eficazes pode oferecer uma série de vantagens. Este guia exaustivo investiga dicas de bem-estar personalizadas, considerações sobre circunstâncias persistentes específicas, vantagens da atividade e orientação pragmática para manter uma maneira justa de lidar com a saúde e o bem-estar.

Benefícios da atividade física regular para pessoas com condições crônicas Existem muitas vantagens na atividade física regular para pessoas com condições crônicas:

1. ** Melhor saúde do coração **: A prática reforça o músculo cardíaco, reduz o pulso, desenvolve ainda mais o curso e diminui o risco de doenças coronárias e derrames.

2. Maior flexibilidade e força muscular **: Os exercícios de treinamento de força são bons para a artrite porque

aumentam a massa muscular, tornam as articulações mais estáveis e tornam você mais flexível.

3. ** Melhor controle do açúcar no sangue **: A atividade física é necessária para controlar o diabetes e a resistência à insulina porque ajuda a manter os níveis de açúcar no sangue sob controle.

4. **Gerenciar seu peso**: O risco de complicações relacionadas à obesidade é reduzido e a saúde geral é melhorada por meio de exercícios, que auxiliam na perda ou manutenção do peso.

5. **Benefícios para a Saúde Mental**: Promovendo a saúde mental em geral, a prática regular de exercícios melhora o humor, reduz os sintomas de estresse, ansiedade e depressão.

6. ** Melhor qualidade do sono **: O trabalho ativo pode ajudar no gerenciamento dos padrões de sono e desenvolver ainda mais a qualidade do sono, o que é fundamental para o bem-estar geral e a recuperação.

Instruções de condicionamento físico personalizadas para doenças crônicas específicas de diabetes

1- Concentre-se na Atividade Física: Melhore a sensibilidade à insulina e o controle do açúcar no sangue participando de atividades aeróbicas de intensidade moderada, como natação, ciclismo ou caminhada.
- Fique de olho nos seus níveis de açúcar no sangue: antes e depois do exercício, meça os níveis de glicose no

sangue para saber como o exercício afeta os níveis de açúcar no sangue.
- "Continue hidratando": Evite a desidratação bebendo bastante água antes, durante e após o exercício, principalmente em climas quentes.
- Pense em fazer treinamento de força: fortaleça os músculos, acelere o metabolismo e ajude a controlar o açúcar no sangue com o treinamento de resistência.

2. ** Doenças do coração:

- **Comece devagar**: comece com atividades de baixa intensidade, como caminhar, e à medida que seu condicionamento físico melhorar, aumente gradualmente a duração e a intensidade.
- Observe sua frequência cardíaca: melhore a saúde cardiovascular prestando atenção à sua frequência cardíaca durante o exercício e buscando atividades aeróbicas de intensidade moderada.
- **Incorpore treinamento de obstrução**: fortaleça o músculo cardíaco e melhore seu condicionamento físico fazendo exercícios de treinamento de força com faixas de resistência ou pesos leves.
- *Fale com um Cardiologista*: Um cardiologista deve ser consultado por pessoas com problemas cardíacos para criar um plano de exercícios personalizado que leve em consideração a saúde e a segurança cardíaca.

3. **Artrite**:

- **Escolha atividades de baixo efeito**: selecione exercícios que limitem a pressão nas articulações, como natação, exercícios vigorosos na água, ciclismo ou utilização de máquinas circulares.

- "Aquecer e esfriar": Concentre-se em atividades delicadas de aquecimento e alongamentos de relaxamento para diminuir a firmeza das articulações e desenvolver ainda mais a adaptabilidade.
- Concentre-se na amplitude de movimento: integre práticas que trabalhem na adaptabilidade articular e na amplitude de movimento, como ioga, Jujitsu ou exercícios de extensão.
- **Alterar exercícios**: Adapte os exercícios para que não piorem as dores nas articulações. Use a técnica adequada e pense em usar aparelho ortodôntico ou outros dispositivos auxiliares para suporte.

4. **Doença obstrutiva pulmonar (DPOC)**:

- **Exercícios de respiração**: melhore a função pulmonar e controle os sintomas praticando respiração com lábios franzidos e respiração diafragmática.
- Desenvolvimento Gradual: Comece com exercícios leves como caminhada e aumente progressivamente a força e a amplitude em função da resistência e do limite respiratório.
- Fique de olho nos níveis de oxigênio: Durante o exercício, as pessoas que usam oxigênio suplementar devem ficar de olho nos níveis de saturação de oxigênio e ajustar a intensidade conforme necessário.
- Treino intervalado: Consolide a preparação do alongamento para trabalhar a perseverança cardiovascular, tendo em conta períodos de descanso suficientes.

5. ** Osteoporose **:

- Atividades com levantamento de peso: Atividades com levantamento de peso, como caminhar, dançar ou subir escadas, podem aumentar a densidade óssea e diminuir o risco de fraturas.
- O treinamento de força deve ser incluído: Para fortalecer ossos e músculos, faça exercícios de resistência com seu próprio peso corporal, pesos livres ou faixas de resistência.
-Concentre-se no equilíbrio**: para aumentar a estabilidade e diminuir a probabilidade de queda, realize exercícios de equilíbrio, como ficar em uma perna só ou usar pranchas de equilíbrio.
- Evite atividades de alto impacto: Evite atividades que envolvam saltos ou movimentos bruscos que vão e vêm rapidamente, pois podem colocar você em risco de fraturas.

Orientação Prática para Implementar Exercícios com Segurança

1. Consulte um profissional médico**: Consulte um profissional de saúde para obter recomendações personalizadas e orientações de segurança antes de iniciar um programa de exercícios, especialmente se você tiver uma condição crônica ou problemas de saúde.

2. ** Comece devagar e vá aumentando lentamente **: Comece com exercícios de baixa intensidade e aumente gradualmente sua duração, frequência e intensidade ao longo do tempo. Este método permite que o corpo mude e reduz a chance de lesões.

3. ** Preste atenção ao seu corpo **: observe como seu corpo se sente antes e depois do exercício. Se sentir sintomas incomuns, como dor, desconforto ou tontura, pare. Conforme necessário, modifique as atividades ou fale com um profissional de saúde.

4. ** Permaneça hidratado e nutrido **: Mantenha-se hidratado bebendo água antes, durante e após o exercício. Consuma uma dieta nutritiva e balanceada para ajudar na recuperação muscular, na saúde geral e nos níveis de energia.

5. ** Faça uso de ferramentas e métodos adequados **: Para fazer exercícios, vista roupas e calçados adequados. Utilize procedimentos e estruturas legítimos durante as atividades para limitar o risco de lesões e expandir a viabilidade.

6. **Observe os sintomas**: Durante o exercício, fique atento a quaisquer alterações nos sintomas ou no

estado de saúde. Para garantir que os treinos sejam seguros e eficazes, monitore os níveis de açúcar no sangue, a frequência cardíaca, a respiração e a saúde geral.

Integrando a atividade física na vida diária

1. **Estabeleça metas alcançáveis**: Com base em seus interesses, capacidades e estado de saúde, estabeleça metas de condicionamento físico alcançáveis. Concentre-se no progresso e elogie as realizações para permanecer impulsionado.

2. ** Estabeleça uma rotina: promova um cronograma de exercícios previsível que se encaixe em seu horário diário e estilo de vida. Marque horários de treinos para colocar a atividade física em primeiro lugar.

3. **Procure Apoio Social**: Participe de um grupo comunitário, aula de ginástica ou fórum online para conhecer outras pessoas que estão lidando com problemas de saúde semelhantes. A motivação, a responsabilidade e o prazer da atividade física são impulsionados pelo apoio social.

4. **Monitore o progresso**: utilize aplicativos de condicionamento físico, monitore métricas de condicionamento físico ou mantenha um diário de exercícios para monitorar o progresso, as melhorias e a adesão às metas de exercício. A motivação e o comprometimento são reforçados quando o progresso é visualizado.

Em suma, coordenar a actividade normal na administração das circunstâncias em curso é fundamental para desenvolver ainda mais os resultados de bem-estar, melhorar a satisfação pessoal e diminuir os efeitos secundários da doença. Os indivíduos podem incorporar exercícios de forma segura e eficaz em suas rotinas diárias, implementando estratégias de condicionamento físico individualizadas, compreendendo considerações específicas de cada condição e aderindo às diretrizes de segurança. Programas de exercícios personalizados apoiam a saúde e o bem-estar geral, quer se concentrem na melhoria da flexibilidade das articulações, no controle do diabetes ou na saúde cardiovascular. Quando se trata de gerir condições crónicas através da actividade física, a adopção de uma estratégia de fitness equilibrada que incorpore exercícios aeróbicos, treino de força, flexibilidade e equilíbrio garante benefícios abrangentes e sucesso a longo prazo. Os indivíduos têm o potencial de fazer avanços significativos em sua saúde, função e qualidade de vida como um todo com a assistência de profissionais de saúde e uma dedicação à consistência.

Conclusão:

Prosperando através do envelhecimento saudável

No final: florescendo através do amadurecimento sonoro

À medida que exploramos o caminho do amadurecimento, acompanhar o bem-estar, a essencialidade e, em geral, a prosperidade torna-se cada vez mais significativo. Envelhecer saudável significa tomar medidas proativas para melhorar o bem-estar físico, mental e emocional, para que se possa prosperar e viver a vida ao máximo. Os efeitos transformadores da adoção de uma abordagem holística ao envelhecimento saudável são examinados nesta conclusão, juntamente com estratégias viáveis e princípios fundamentais.

Adotar uma abordagem de corpo inteiro para o envelhecimento de forma saudável abrange mais do que apenas estar livre de doenças; Exemplifica uma estratégia holística que aborda uma variedade de facetas do bem-estar:

1. ** Aptidão física**: A vitalidade física e a longevidade são apoiadas pela prática regular de exercícios, alimentação saudável, sono suficiente e adoção de medidas preventivas de saúde.

2. **Felicidade na mente**: A função cognitiva e a saúde mental são melhoradas através do envolvimento em atividades cognitivas, da gestão do stress, do cultivo de ligações sociais e da promoção da resiliência emocional.

3. **Participação Social**: O bem-estar emocional e a satisfação geral com a vida são auxiliados pela participação em atividades comunitárias, pela promoção de conexões sociais e pela manutenção de relacionamentos significativos.

4. **Bem-estar sobrenatural**: A realização espiritual e a resiliência são aprimoradas pela investigação das próprias crenças, pelo envolvimento na atenção plena ou pela meditação e pela localização do propósito de vida.

Os primeiros cinco princípios do envelhecimento saudável gerenciam sua saúde de forma proativa:

Agende exames de saúde regulares, fique de olho nas condições crônicas e comunique-se abertamente com seus profissionais de saúde para cuidar de sua saúde.

2. **Educação Contínua**: Estimule a capacidade mental e a inteligência por meio de aprendizagem profundamente enraizada, atividades acadêmicas e participação em novos encontros que testam e estimulam.

3. ** Resiliência e Adaptabilidade**: Para enfrentar eficazmente as dificuldades e contratempos, abraçar as transições da vida, adaptar-se às mudanças nas circunstâncias e cultivar a resiliência.

4. **Um estilo de vida saudável**: Para promover o bem-estar geral, busque o equilíbrio nas rotinas diárias incorporando atividades de lazer, atividade física, relaxamento e interações sociais.

5. ** Vivendo com um Propósito **: Identifique e busque objetivos, interesses e atividades significativas que proporcionem satisfação, realização e propósito de vida.

Abordagens práticas para um envelhecimento saudável

1. ** Acompanhar a atividade real **: Integre a atividade normal às programações diárias, concentrando-se em práticas vigorosas, de preparação de força, adaptabilidade e equilíbrio, adaptadas às necessidades e habilidades individuais.

2. ** Hábitos de comer bem **: Faça uma dieta bem balanceada, repleta de grãos integrais, frutas, vegetais, proteínas magras e gorduras saudáveis para aumentar sua energia, sistema imunológico e saúde geral.

3. ** Redução do estresse baseada na atenção plena A redução do estresse e o bem-estar emocional podem ser alcançados por meio de ioga, exercícios de respiração profunda, técnicas de relaxamento e meditação consciente.

4. **Durma bem**: Concentre-se em exercícios de limpeza do sono, por exemplo, mantendo um plano de descanso confiável, relaxando os horários de sono e garantindo um clima de descanso agradável.

5. ** Exames regulares de saúde **: Mantenha-se atualizado sobre as vacinas, exames e outras medidas preventivas de saúde recomendadas para determinadas faixas etárias e condições de saúde.

6. **Conexões com outras pessoas**: Desenvolva e mantenha associações significativas com familiares, companheiros e indivíduos da área local para incentivar a ajuda social, a amizade e a sensação de ter um lugar.

7. **Participação em atividades recreativas**: Participe de passatempos, interesses e atividades que estimulem o relaxamento, a diversão, a criatividade e a satisfação geral com a vida.

Os efeitos transformadores das práticas de envelhecimento saudável são os seguintes:

Melhor padrão de vida

1.Os indivíduos experimentam uma melhoria da função física, da clareza mental e da resiliência emocional quando priorizam comportamentos promotores da saúde e adotam uma abordagem holística ao envelhecimento.

2. **Risco reduzido de doenças**: Benefícios para a saúde a longo prazo com a adoção de hábitos saudáveis que reduzem o risco de doenças crônicas como diabetes, doenças cardiovasculares, osteoporose e alguns tipos de câncer.

3. **Maior expectativa de vida**: Ser fisicamente ativo regularmente, seguir uma dieta bem balanceada, controlar o estresse e construir conexões sociais ajudam as pessoas a viver vidas mais longas e saudáveis.

4. **Desempenho Cognitivo Melhorado**: A função cognitiva é apoiada e o risco de declínio cognitivo é reduzido através do envolvimento em hábitos saudáveis para o cérebro, gestão de condições crónicas e estimulação de atividades cognitivas.

5. **Bem-estar positivo perto de casa**: O bem-estar emocional e a saúde mental podem ser melhorados ao longo da vida cultivando a resiliência emocional, descobrindo significado e propósito e mantendo conexões sociais.

Dificuldades e portas abertas surpreendentes no Amadurecimento Sólido

1. **Cuidando das mudanças relacionadas à idade**: Através de exercícios apropriados e ajustes no estilo de vida, reconheça e adapte-se às mudanças físicas, como perda muscular, diminuição da flexibilidade e alterações no metabolismo.

2. ** Supervisionando as condições contínuas**: Adote uma estratégia proativa para supervisionar as circunstâncias contínuas, trabalhando intimamente com os fornecedores de serviços médicos para agilizar os planos de tratamento, medicamentos e mudanças no estilo de vida.

3. **Como Superar Obstáculos ao Envelhecimento Saudável**: Utilizando recursos comunitários, redes de apoio e defesa, você pode lidar com obstáculos comuns como falta de motivação, restrições financeiras, acesso a cuidados de saúde e isolamento social.

4. **Promover a Equidade no Envelhecimento**: Garantir oportunidades inclusivas para um envelhecimento saudável, defendendo o acesso equitativo a cuidados de saúde, recursos e serviços de apoio para idosos de diversas origens.

No final: Concluindo, o envelhecimento saudável é uma jornada que permite às pessoas prosperar física, mental e emocionalmente ao longo do processo de envelhecimento. Ao adotar uma forma abrangente de lidar com o bem-estar, consolidando técnicas proativas e concentrando-se na prosperidade, as pessoas podem melhorar a sua satisfação pessoal, diminuir o risco de doenças e aumentar a esperança de vida. Cada aspecto do envelhecimento saudável contribui para uma vida que é ao mesmo tempo satisfatória e significativa, desde a prática regular de actividade física e uma boa alimentação até ao cultivo de ligações sociais e à gestão do stress. Os indivíduos podem navegar com confiança e otimismo pelas complexidades do envelhecimento, reconhecendo os desafios, aproveitando as oportunidades e cultivando a resiliência. Eventualmente, o amadurecimento sólido não se trata apenas de acrescentar muito tempo à vida, mas de acrescentar vida aos anos, abraçando a essencialidade, a razão e a prosperidade em cada fase do empreendimento de amadurecimento.